LABORATORIO DE PRÓTESIS DENTALES

Este código QR te va a remitir a www.aranformacion.es, nuestra página web, donde podrás encontrar contenidos relacionados con la Formación Profesional de Grado Medio y Superior. También cuenta con diversas áreas de interés y posibles alternativas a los vídeos que aparecen en los códigos QR de este manual.

ARÁN

LABORATORIO DE PRÓTESIS DENTALES

Coordinadores

M.ª Isabel Aragoneses Lamas
Román A. Barrocal Martínez

ARÁN ediciones s.l.

Castelló, 128, 1° - 28006 Madrid
Tel. 917820030
e-mail: libros@grupoaran.com
http://www.grupoaran.com

ISBN: 978-84-92977-62-8
Depósito Legal: M-16594-2013

Impreso en España
Printed in Spain

Prólogo

La profesión o actividad artesanal que repone las piezas dentales es una práctica más antigua de lo que se cree. Muchos piensan que la primera prótesis fue la confeccionada en madera para Abraham Lincoln, pero ya en época de los fenicios (1200 a. C.) se usaban rollos de oro blando para la confección de prótesis; en tiempos de los etruscos (754 a. C.) se utilizaban bandas de oro unidas entre sí por dientes humanos o animales; en el 600 a. C. se confeccionaron prótesis en las que los dientes se sustituían por dientes tallados en madera de boj; en época del Imperio Romano se confeccionaban coronas de manera artesanal, y en el 65 a. C. se tallaban prótesis dentales tanto de madera como de marfil. Por tanto, la artesanía de las prótesis dentales parte desde el año 1200 a. C.

Las primeras prótesis dentales como tal se originan en el siglo XV. Los dientes eran tallados en marfil o hueso o incluso eran donados por vivos o extraídos a los muertos para obtener beneficios económicos. Obviamente este tipo de dentaduras eran incómodas, pues se unían a los dientes naturales con hilos de seda o incluso de metal.

El protésico dental, llamado también mecánico dental o técnico dental es, por tanto, de manera reconocida, un profesional sanitario que diseña, elabora, fabrica, adapta y repara (por rotura o desgaste) los distintos tipos de prótesis dentales, aparatos de ortodoncia removible, férulas dentales, etc. Esta profesión no solo se considera sanitaria, sino también artesanal, pues cada caso clínico que fabrica el protésico dental será único y personalizado, y cumplirá con los requisitos necesarios tanto funcionales como sanitarios y estéticos.

Hay que comentar que es posible estudiar esta profesión gracias al espíritu innovador y no lucrativo de muchos protésicos que, con anterioridad a la creación del Plan de Estudios Oficial, pasaron todos sus conocimientos profesionales tanto a sus aprendices como a otros compañeros de la profesión. Esta inquietud por saber más hizo que muchos protésicos salieran de España a trabajar y a buscar nuevas técnicas profesionales en cursos y congresos, cuando el viajar al extranjero no era tan sencillo como hoy en día. Más tarde se fueron uniendo y creando asociaciones solo con la finalidad de enseñar lo aprendido y más tarde defender sus derechos.

Una de estas asociaciones fue SOPRODEN (Sociedad Civil para la Promoción y Desarrollo de la Prótesis Dental) que proporcionó a todos los protésicos con inquietudes, en los años 70 y 80, los conocimientos necesarios para alcanzar un nivel acorde con los tiempos.

Fue don Juan Badal March quien presentó en el año 1976, en el Ministerio de Educación y Ciencia, el Proyecto de Estudios de la Profesión de Protésico Dental.

Desde aquí nos gustaría dar las gracias a todos aquellos que con su esfuerzo lograron que una profesión tan antigua en España llegase a tener una relevancia a nivel mundial. Y, en palabras de don Juan Badal March, en su homenaje al reconocimiento de la formación: "Realmente mi vida, la dedicación que me ha reportado esta profesión son sobre todo amigos, lo que nos llevó a asociarnos para luchar por el reconocimiento de nuestra profesión. Fueron momentos difíciles, pero cuando veo a los compañeros con un alto nivel de trabajo y conocimientos, siento orgullo por todos y lo vivo como una parte de mí. Creo que una de las satisfacciones mayores de un hombre en su madurez es ver el resultado de su esfuerzo y dedicación y, para mí, el mayor orgullo sois todos vosotros, por ello solo me queda daros las gracias por estar siempre".

M.ª Isabel Aragoneses
Román A. Barrocal
Directores del Proyecto de Formación Profesional
Técnico Superior en Prótesis Dentales

TÉCNICO SUPERIOR EN PRÓTESIS DENTALES

Directores

M.ª Isabel Aragoneses Lamas
Román A. Barrocal Martínez

Autores

Coordinadores y autores

M.ª Isabel Aragoneses Lamas

Protésica Dental e Higienista, Gerente y Directora de su propio laboratorio Laboratorio Aragoneses CPD, S.L. Presidenta de la Asociación Empresarial de Protésicos Dentales de la Comunidad de Madrid. Pertenece al Comité Científico de la revista *Gaceta Dental*. Madrid

Román A. Barrocal Martínez

Protésico Dental, Gerente y Director de su propio laboratorio Rab Dental S.L. Pertenece al Comité Científico de la revista *Gaceta Dental*. Madrid

Colaboradores

Lidia Arroyo Blanco

Prevención de riesgos laborales y encargada de almacén del Laboratorio Aragoneses CPD, S.L. Madrid

Mercedes Galán Navarro

Laboratorio Rab Dental. Madrid

Jesús García Urbano

Director de ORTOPLUS. Málaga

Ángel Laviada Herrero
Director Comercial Importadora Dental. Madrid

Gonzalo Lucendo de Miguel
Abogado de la Asociación Empresarial de Protésicos de la Comunidad de Madrid

Alejandra Szigriszt González
Técnico Superior de Imagen. Madrid

Rocío Yu Aragoneses
Protésico Dental del Laboratorio Aragoneses CPD, S.L. Madrid. Diplomada en CC Empresariales. Madrid

Introducción

La profesión de Técnico Superior en Prótesis Dentales, como tal, ha tardado muchos años en ser regulada en todos los países, pues no se consideraba una profesión sanitaria. Las legislaciones, aunque muy dispares entre los diferentes continentes, tienen una norma básica común y es la que autoriza en exclusiva a los Protésicos Dentales a la confección de las prótesis sin intervenir directamente en la boca de los pacientes, sino a partir de los modelos extraídos de las impresiones tomadas por los odontólogos o estomatólogos titulados.

El objetivo de una prótesis, y por tanto el objetivo del Protésico, es devolverle la funcionalidad (de masticación, deglución y fonética del habla) al paciente; además se tendrá que tener en cuenta la salud bucal, la higiene y la calidad de vida, así como la estética en boca y rostro. Este objetivo es una labor conjunta entre clínica y laboratorio que debe ser coordinada por el dentista y lograda por el conjunto de ambos, pues el protésico será el único encargado de la fabricación y el diseño.

El laboratorio y la clínica son lugares de trabajo diferentes: en las clínicas se realiza el diagnóstico y tratamiento odontológico para cada paciente y en los laboratorios se diseñan y fabrican las prótesis dentales bajo la prescripción del clínico.

Rocío Yu Aragoneses

Índice

Capítulo 3

Capítulo 4

Capítulo 5

Contenido

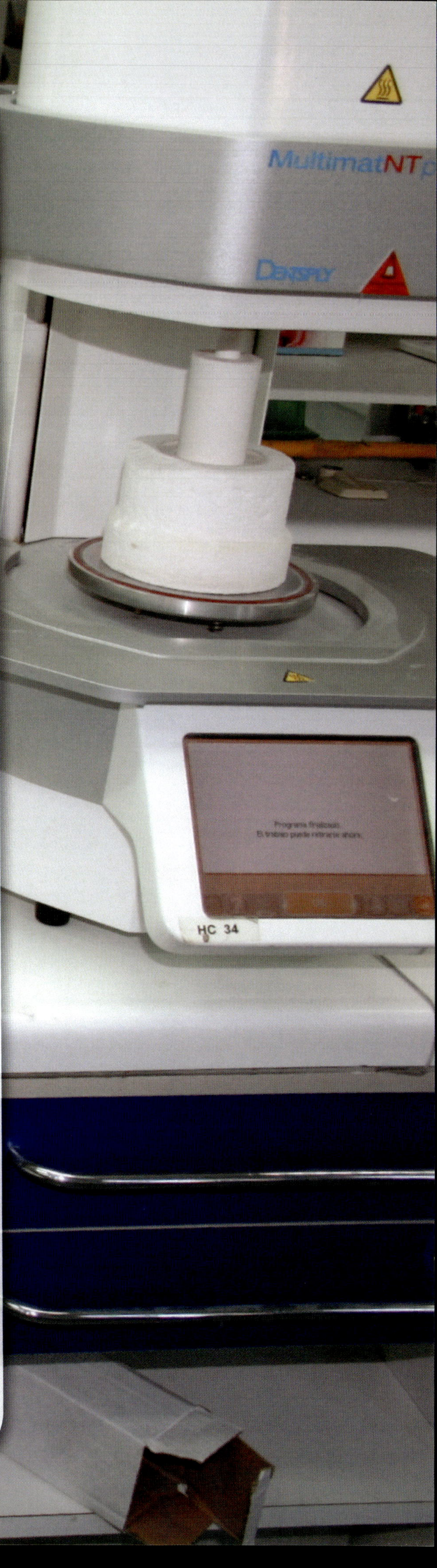

capítulo

1

DISEÑO DE UN LABORATORIO DENTAL PARA SUS DIFERENTES ÁREAS DE TRABAJO, ACTIVIDAD Y PROCESOS

M.ª Isabel Aragoneses Lamas,
Román A. Barrocal Martínez

Sumario

1. Requisitos técnico-sanitarios
2. Normativas legales vigentes para centros, instalaciones y laboratorios de prótesis dental
3. Características del laboratorio de prótesis dentales
4. Equipos y maquinaria necesarios
5. Sistemas de adquisición de maquinaria y materiales fungibles
6. Normativa sobre seguridad e higiene en el laboratorio de prótesis dental
7. Plan de revisiones y mantenimiento

El cumplimiento de las normas es imprescindible para la gestión de un laboratorio de prótesis dental. El desconocimiento de estas normas no exime de su cumplimiento, por lo cual para la apertura de un laboratorio se deberán tener todos los conocimientos de las normas que se exigen en cada autonomía o localidad. Todas estas normas se exigirán para la apertura y renovaciones de la licencia en un futuro.

1. REQUISITOS TÉCNICO-SANITARIOS

Con el Real Decreto 1687/2011, de 18 de noviembre, por el que se establece el título de Técnico Superior en Prótesis Dentales y se fijan sus enseñanzas mínimas, se crea el título de Técnico Superior en Prótesis Dentales, dotándole de un claro perfil profesional y competencial. Su ámbito de actuación se extiende al **diseño, fabricación y reparación de prótesis dentales** mediante la utilización de los productos, materiales, técnicas y procedimientos conforme a las indicaciones y prescripciones de los médicos estomatólogos o los odontólogos.

Los Protésicos Dentales tendrán plena capacidad y responsabilidad sobre las prótesis que elaboren o suministren y sobre los centros, instalaciones o laboratorios correspondientes.

Los Protésicos Dentales tendrán plena capacidad y responsabilidad sobre las prótesis que elaboren o suministren y sobre los centros, instalaciones o laboratorios correspondientes.

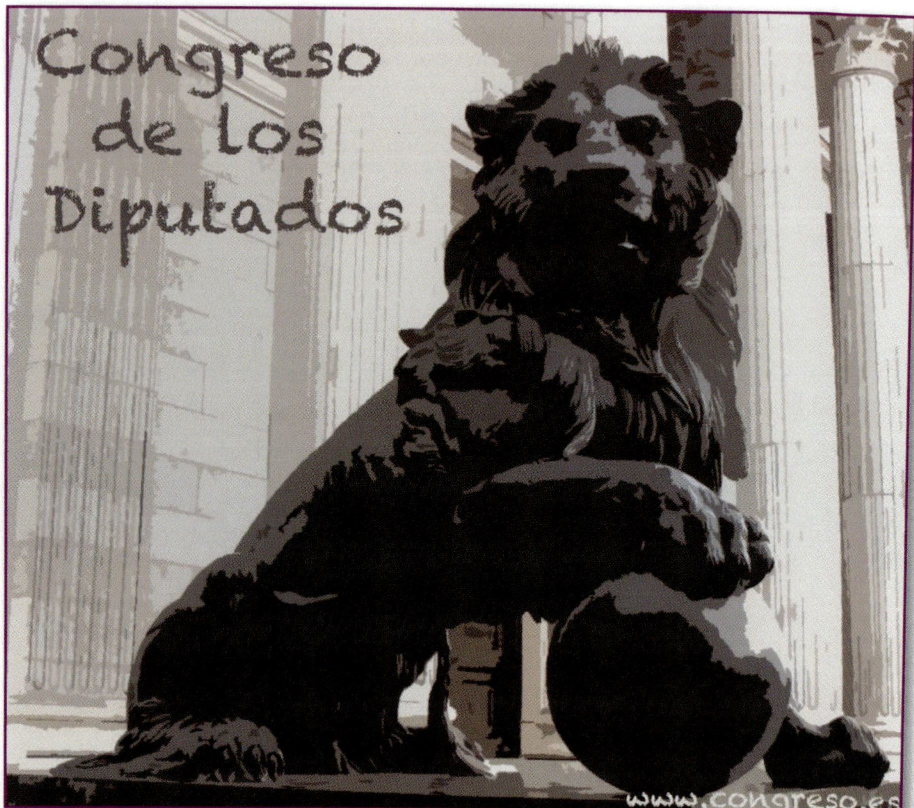

Los laboratorios de prótesis dentales deberán ser dirigidos autónomamente por los **Protésicos que se hallen en posesión del Título de Técnico Superior en Prótesis Dentales** o que tengan la cualificación o habilitación según Real Decreto 887/2011, de 24 de junio, por el que se complementa el Catálogo Nacional de Cualificaciones Profesionales, mediante el establecimiento de tres cualificaciones profesionales correspondientes a la Familia Profesional de Sanidad.

Los laboratorios de prótesis dental solo pueden estar dirigidos por un protésico que esté habilitado o en posesión de su Título de Técnico Superior en Prótesis Dentales.

2. NORMATIVAS LEGALES VIGENTES PARA CENTROS, INSTALACIONES Y LABORATORIOS DE PRÓTESIS DENTAL

La normativa legal vigente para centros, instalaciones y laboratorios de prótesis dental se resumen en las siguientes leyes y decretos:

- **Real Decreto 887/2011,** de 24 de junio, por el que se complementa el Catálogo Nacional de Cualificaciones Profesionales mediante el establecimiento de tres cualificaciones profesionales correspondientes a la Familia Profesional de Sanidad.

- **Real Decreto 1687/2011,** de 18 de noviembre, por el que se establece el título de Técnico Superior en Prótesis Dentales y se fijan sus enseñanzas mínimas.
  En esta reciente norma se crea el título de Técnico Superior en Prótesis Dentales, dotándole de un claro perfil profesional y competencial.

http://www.boe.es/boe/dias/2011/12/16/pdfs/BOE-A-2011-19603.pdf

- **Real Decreto 1591/2009,** de 16 de octubre, por el que se regulan los productos sanitarios.

- **Orden de 14 de mayo de 1997,** por la que se desarrolla la disposición transitoria primera del Real Decreto 1594/1994, de 15 de julio, en relación con las profesiones de Protésico Dental y de Higienista Dental.
  Esta Orden regula un sistema especial para certificar la habilitación profesional de quienes venían ejerciendo como Protésicos o como Higienistas Dentales con anterioridad al año 1994. Esta habilitación fue certificada por las CC. AA. y sustituye al título exclusivamente para estas personas.

- **Real Decreto 414/1996,** de 1 de marzo, por el que se regula los productos sanitarios.
  Este Real Decreto establece las condiciones que deben reunir los productos sanitarios, así como la puesta en el mercado, en servicios y utilización, y los procedimientos de evaluación y conformidad.

http://noticias.juridicas.com/base_datos/Admin/o140597-1-mp.html

Producto a medida es un producto sanitario fabricado específicamente según la prescripción escrita de un facultativo especialista.

http://www.boe.es/boe/dias/1996/04/24/pdfs/A14670-14702.pdf

- **Real Decreto 1594/1994,** de 15 de julio, por el que se desarrolla lo previsto en la Ley 10/1986, que regula la Profesión de Odontólogo Protésico e Higienista Dental.
  Este Decreto desarrolla y detalla la figura del protésico dental, definiendo claramente sus competencias y funciones. Igualmente se enumeran los requisitos materiales mínimos que debe reunir un laboratorio de prótesis dental. También se establece que los laboratorios podrán ser gestionados por personas físicas o jurídicas.
- **Ley 10/1986,** de 17 de marzo, sobre odontólogos y otros profesionales relacionados con la salud dental.
  Esta ley define la figura del protésico dental y establece los requisitos que los mismos deben cumplir.

2.1. Real Decreto 414/1996, de 1 de marzo (regula los productos sanitarios)

Este Real Decreto establece las condiciones que deben reunir los productos sanitarios, así como la puesta en el mercado, servicios, utilización y los procedimientos de evaluación y conformidad.
A continuación se expone un breve resumen de su contenido:

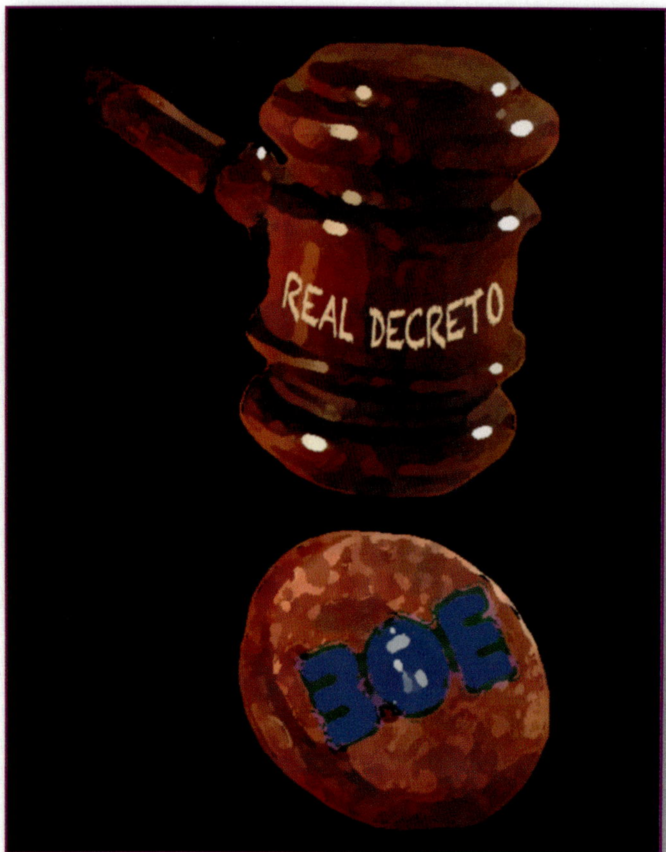

1. **Producto sanitario** es cualquier instrumento, dispositivo, equipo material u otro artículo destinado por el fabricante a ser utilizado en seres humanos con fines de: diagnóstico, prevención, control, tratamiento o alivio de una enfermedad.

2. **Producto a medida** es un producto sanitario fabricado específicamente según la prescripción escrita de un facultativo especialista, donde se hace constar su responsabilidad de las características específicas del diseño y que se destina únicamente a un paciente determinado.

3. **Fabricante** es la persona física o jurídica responsable del diseño, fabricación, acondicionamiento y etiquetado del producto sanitario para su comercialización, confeccionados por él mismo o por el responsable de terceros.

2.2. La LOPD y los laboratorios de prótesis dentales

www.protesisdentalmadrid.es/asociacion_protesis_dental_madrid/Asociacion_Empresarial_de_Protesis_Dental_de_Madrid.html

Los Protésicos Dentales, ya operen de forma autónoma o a través de una sociedad mercantil o de otro tipo, están obligados a dar estricto cumplimiento de la Ley Orgánica 15/1999, de 13 de diciembre, de **Protección de Datos de Carácter Personal** y a su normativa de desarrollo contenida en el Real Decreto 1720/2007.

Por dato de carácter personal se entiende cualquier información referida a personas físicas (no jurídicas) identificadas o identificables: nombre y apellidos, dirección, teléfono, DNI, número de la seguridad social, fotografías, firmas, correos electrónicos, datos bancarios, edad y fecha de nacimiento, sexo, nacionalidad, etc.

Normalmente, a la hora de mencionar estos datos se habla de **ficheros** que son aquellas bases de datos que recogen, de forma organizada, los datos de carácter personal que tienen cierta relación entre sí (una empresa puede tener fichero de clientes donde figuran los datos personales de los clientes, otro fichero de proveedores donde figuran los datos personales de los proveedores, otro de trabajadores, currículums, etc.).

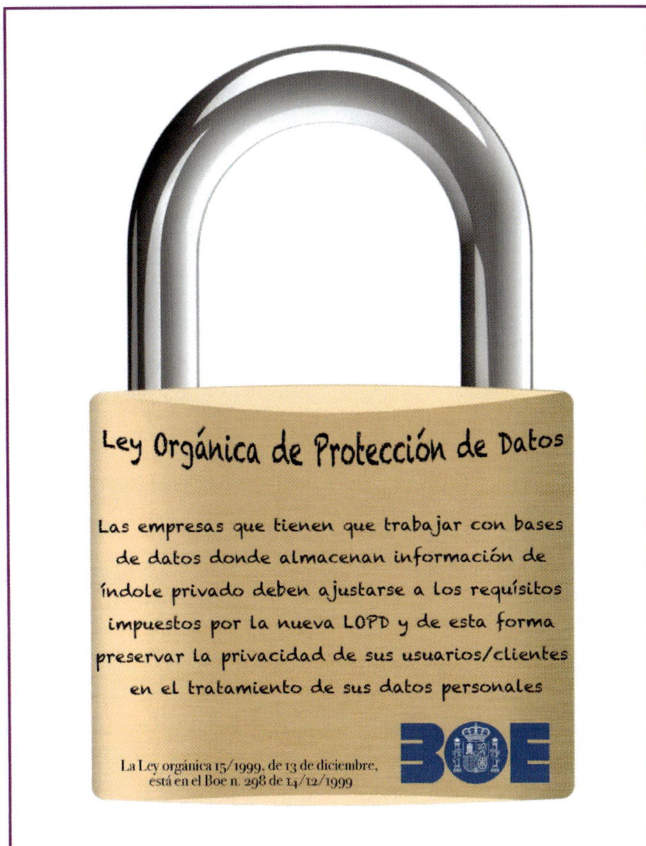
Ley Orgánica de Protección de Datos
Las empresas que tienen que trabajar con bases de datos donde almacenan información de índole privado deben ajustarse a los requisitos impuestos por la nueva LOPD y de esta forma preservar la privacidad de sus usuarios/clientes en el tratamiento de sus datos personales
La Ley orgánica 15/1999, de 13 de diciembre, está en el Boe n. 298 de 14/12/1999
BOE

La Ley distingue entre el **responsable del fichero,** es decir, el titular o propietario del mismo, y el **encargado del tratamiento del fichero,** que es aquel que está encargado de utilizar los datos por cuenta del anterior. Es posible que solo exista el responsable, que es el titular y el que hace uso de los datos directamente, pero también son típicos casos como los de las asesorías que se encargan de realizar las nóminas con los datos de los trabajadores facilitados por una empresa X.

Hay que tener en cuenta que en función del nivel de los datos que tengamos, los **niveles de protección** exigidos por la ley van a ser mayores. En el caso de los laboratorios el nivel de protección exigido es el **básico.**

Normalmente, lo que se hace entre el laboratorio y su cliente, o viceversa, es firmar un acuerdo de confidencialidad de datos.

http://www.madrid.org/cs/Satellite?c=CM_Tramite_FA&cid=1109168974875&definicion=Autorizacion+Licencia+Permiso+Carne&idListConsj=1109265444710&language=es&pagename=ComunidadMadrid/Estructura&pid=1109265444835&tipoServicio=CM_TramiteFA

2.3. Garantías sanitarias de los productos

Para la fabricación de estos productos se otorgará Licencia Sanitaria de funcionamiento de instalación de productos sanitarios a medida por la Dirección General de Farmacia y Productos Sanitarios (Figura 1).

Requisitos para obtener la licencia sanitaria

- Tendrá un **responsable técnico titulado** y ejercerá la supervisión directa.
- En el momento de puesta en servicio tendrá que tener la **información necesaria** y escrita en lengua española.
- Los productos deberán tener la **marca CEE,** excepto los productos sanitarios a medida clase I. No obstante, el fabricante debe declarar su conformidad según Real Decreto 1591/2009, Anexo VIII, y una copia debe acompañarse al producto. Esta declaración se deberá tener registrada en el laboratorio durante un periodo de 5 años.
- Debe constar:
  - **Nombre y dirección del fabricante.**
  - Los **datos** que permitan identificar el producto en cuestión.
  - La afirmación de que **el producto se destina a ser utilizado exclusivamente por un paciente determinado,** y el nombre de dicho paciente, un acrónimo o un código o numérico que permita identificar al paciente.
  - **El nombre del médico o persona autorizada** (odontólogo o estomatólogo) y que haya hecho la prescripción y, en su caso, el centro sanitario.
  - Las **características específicas** del producto indicadas en la prescripción.
  - La **declaración de que el producto en cuestión se ajusta a los requisitos esenciales** establecidos en el Anexo I del Real Decreto 1591/2009 y, en su caso, la identificación de los requisitos esenciales que no se hayan cumplido completamente, indicando los motivos.
- El fabricante tendrá a disposición de las autoridades competentes, durante 5 años, la relación de los productos que haya puesto en servicio así como la declaración de conformidad (Figura 2).

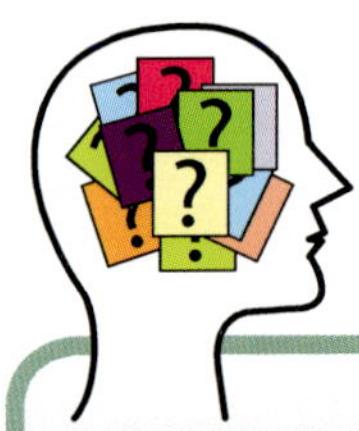

RECUERDA QUE

La prótesis dental es un producto sanitario y el Protésico Dental es el responsable de este producto.

Comunidad de Madrid

BU/ar

LICENCIA SANITARIA DE FUNCIONAMIENTO DE INSTALACIÓN DE PRODUCTOS SANITARIOS A MEDIDA

Vista la solicitud de revalidación de la empresa, examinada la documentación, haciendo uso de las atribuciones que me están conferidas, de conformidad con lo dispuesto en el art. 100.1 de la Ley General de Sanidad modificada por la Ley 55/1999, de 29 de diciembre, el art. 5.1 del Real Decreto 414/1996, de 1 de marzo, por el que se regulan los productos sanitarios el art. 10, apartados b) y f) del Decreto 22/2008 de 3 de abril, del Consejo de Gobierno, por el que se establece la estructura orgánica de la Consejería de Sanidad.

AUTORIZO REVALIDAR la licencia sanitaria de funcionamiento de la siguiente instalación:

Fecha de licencia inicial: 12/01/2004

Denominación de la empresa:	**Número de licencia:** F.P.S.:
Domicilio social:	**CIF/NIF:**
Actividad propia: FABRICACIÓN DE PRODUCTOS SANITARIOS A MEDIDA: PRÓTESIS DENTALES	
Actividades concertadas: --	
Tipos de productos: Prótesis removible de resinas, prótesis parcial removible metálica, ortodoncia, prótesis fija, prótesis mixta e implantosoportada	
Técnico responsable: **Titulación:**	

Esta licencia será válida hasta el 5 de febrero de 2014 y agotada su vigencia, deberá revalidarse.

De conformidad con lo dispuesto en el artículo 114 y 115 de la "Ley 30/1992, de 26 de noviembre, de Régimen Jurídico de las Administraciones Pública y del Procedimiento Administrativo Común, contra la presente Resolución, que no agota la vía administrativa, podrá interponer RECURSO DE ALZADA ante el Consejero de Sanidad, como órgano superior jerárquico, en el plazo de UN MES desde la notificación del presente escrito.

Madrid. 5 de febrero de 2009
EL DIRECTOR GENERAL
DE ORDENACIÓN E INSPECCIÓN

Comunidad de Madrid
CONSEJERÍA DE SANIDAD

Figura 1. *Licencia sanitaria.*

DECLARACIÓN DE CONFORMIDAD
(REAL DECRETO 414/1996 SOBRE PRODUCTOS SANITARIOS/ANEXO VIII PRODUCTOS A MEDIDA)

Declaración de Conformidad nº ....
D/Dña ....
Fabricante responsable de la empresa ....
Con domicilio en ....
Ciudad .... DP ....

DECLARA: que el producto sanitario descrito en el reverso cumple los requisitos esenciales establecidos en el Anexo I del R.D. que le son de aplicación, por lo que queda garantizada la ausencia de compromiso para la salud y la seguridad de las personas indicada a continuación, para la cual se ha fabricado a su medida, según la prescripción del profesional que se indica, siempre que el producto se utilice conforme a su finalidad prevista, así como que ofrece las prestaciones asignadas.

SE COMPROMETE: a mantener a disposición de las autoridades sanitarias competentes la documentación relativa al diseño y fabricación del producto a medida fabricado, durante cinco años.

Firma: Fecha:

Figura 2. *Declaración de conformidad.*

2.4. Registro

Las personas físicas o jurídicas que fabriquen tendrán que darse de alta en la **Dirección General de Farmacia,** indicando el domicilio social así como los productos que fabrica y el nombre comercial. En el momento que comience la actividad será trasladado el expediente de la Comunidad Autónoma a la Dirección General de Farmacia y Productos Sanitarios.

Las actividades de fabricación de productos sanitarios en general, y de prótesis dentales en particular, requieren, de acuerdo con el artículo 9 del Real Decreto 1591/2009, **licencia sanitaria** previa de funcionamiento de las instalaciones otorgada por la Agencia Española del Medicamento y Productos Sanitarios, si las solicitudes se produjeron antes de mayo de 2002, o por las comunidades autónomas si se produjeron después de esa fecha.

Dentro del procesado de fabricación se podrán subcontratar actividades dentro y fuera de España.

Previamente a la obtención de la licencia se deberán declarar las empresas subcontratadas y aportar los correspondientes contratos, así como los medios disponibles en dichas empresas, y aportar los procedimientos de fabricación y control de las mismas; todos estos datos aparecerán en el documento de la licencia que emitirá la autoridad competente.

RECUERDA QUE

El responsable técnico deberá firmar la documentación de las prótesis fabricadas totalmente en su laboratorio o las que subcontrate a terceros.

2.5. Titulación de la formación profesional

(Figura 3)

El **Protésico Dental** es el titulado de formación profesional que diseña, prepara, elabora, fabrica y repara las prótesis dentales mediante la utilización de los productos, materiales, técnicas y procedimientos, conforme a las indicaciones y prescripciones de los médicos estomatólogos u odontólogos.

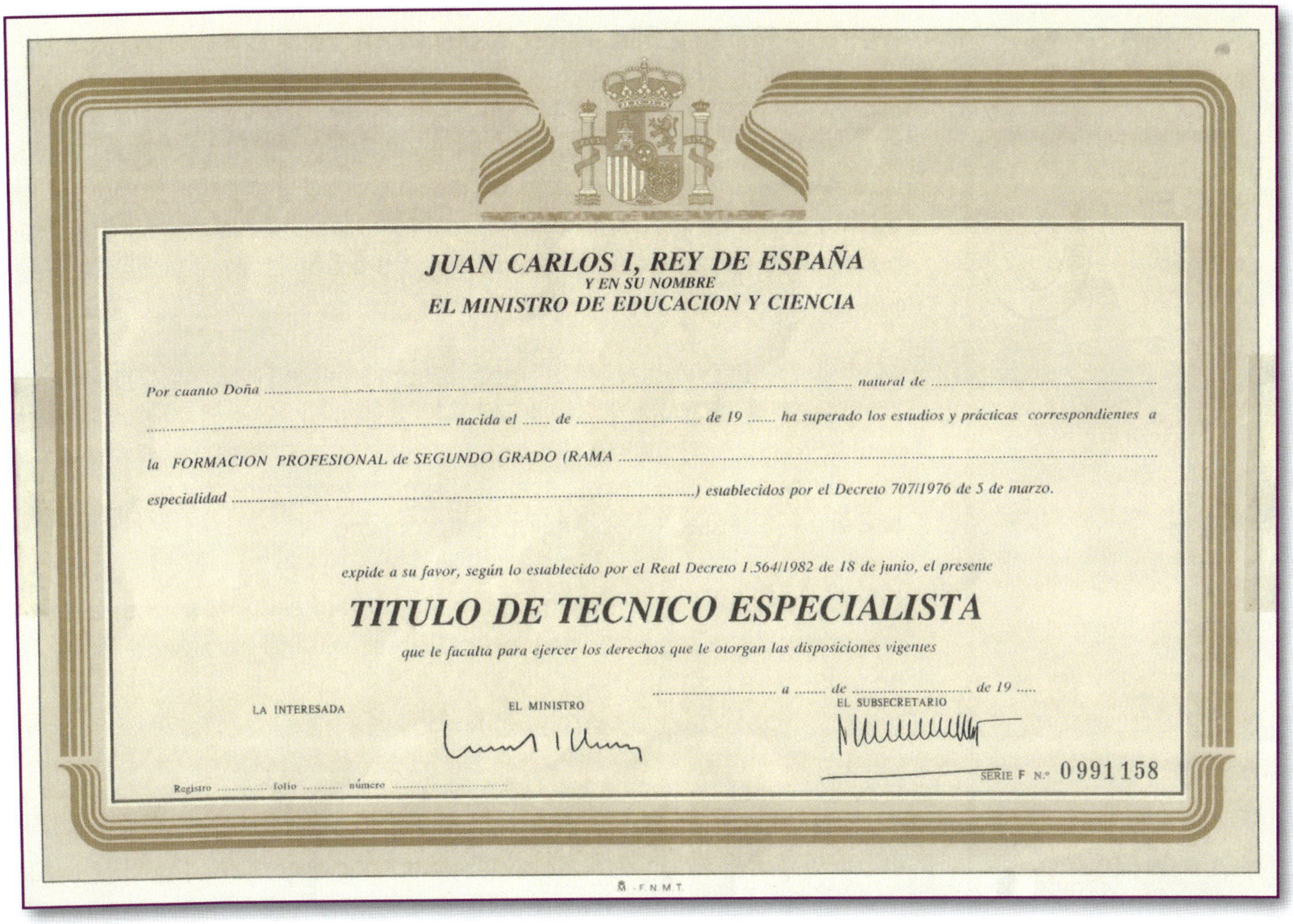

JUAN CARLOS I, REY DE ESPAÑA
Y EN SU NOMBRE
EL MINISTRO DE EDUCACION Y CIENCIA

Por cuanto Doña .... natural de ....
.... nacida el ...... de .... de 19 ...... ha superado los estudios y prácticas correspondientes a la FORMACION PROFESIONAL de SEGUNDO GRADO (RAMA ....
especialidad ....) establecidos por el Decreto 707/1976 de 5 de marzo.

expide a su favor, según lo establecido por el Real Decreto 1.564/1982 de 18 de junio, el presente

TITULO DE TECNICO ESPECIALISTA

que le faculta para ejercer los derechos que le otorgan las disposiciones vigentes

.... a ...... de .... de 19 .....

LA INTERESADA — EL MINISTRO — EL SUBSECRETARIO

Registro .... folio .... número ....

SERIE F N.º 0991158

F.N.M.T.

Figura 3. *Título de protésico dental.*

2.6. Funciones

Los Protésicos Dentales estarán facultados para desarrollar las siguientes funciones en el ámbito del laboratorio de prótesis:

1. **Positivado de las impresiones** tomadas por médicos estomatólogos, odontólogos o cirujanos maxilofaciales.

2. **Diseño, preparación, elaboración y fabricación,** sobre modelo maestro, de las prótesis dentales o maxilofaciales y los aparatos de ortodoncia o dispositivos que sean solicitados por el odontólogo, estomatólogo o cirujano maxilofacial, conforme a las prescripciones e indicaciones. A este respecto podrán solicitar del facultativo cuantos datos e informes estimen necesarios para su correcta confección.

3. **Reparación de las prótesis,** dispositivos y aparatos de ortodoncia prescritos por el odontólogo, estomatólogo o cirujano maxilofacial según sus indicaciones.

2.7. Responsabilidades

Los **Protésicos Dentales** tienen plena capacidad y **responsabilidad,** ante el profesional que lo prescribió, **respecto a la prótesis dental que elaboren** en el ejercicio de su actividad profesional, no así en cuanto suponga derivaciones achacables a las impresiones y registros buco-dentales o ulterior colocación de las prótesis en el paciente efectuada por facultativos.

Los Protésicos Dentales tienen plena capacidad y responsabilidad, ante el profesional que lo prescribió, respecto a la prótesis dental que elaboren en el ejercicio de su actividad profesional, no así en cuanto suponga derivaciones achacables a las impresiones y registros buco-dentales o ulterior colocación de las prótesis en el paciente efectuada por facultativos.

Estarán obligados a suministrar a los facultativos que lo soliciten un presupuesto previo a la realización del trabajo y toda la composición y características técnicas de los materiales empleados, así como a garantizar que **se han respetado las especificaciones técnicas del fabricante** durante la elaboración del producto.

Los Protésicos Dentales tendrán plena **capacidad y responsabilidad respecto a los laboratorios que dirijan,** estando obligados a llevar un fichero de los trabajos realizados y a conservar las fichas durante, al menos, 5 años tras la entrega del producto.

El ejercicio de la actividad del profesional del Protésico Dental se desarrolla en el laboratorio de prótesis, que es un establecimiento ubicado en un espacio físico inmueble dedicado únicamente a este fin, en el que podrá diseñar, fabricar, modificar y reparar prótesis dentales, mediante las distintas técnicas y materiales.

Los **laboratorios de prótesis** podrán ser privados o estar encuadrados en instituciones públicas docentes o asistenciales, situándose en este caso anexos a los servicios de odontología, estomatología o cirugía maxilofacial.

Los titulares de los laboratorios de prótesis dental podrán ser personas físicas, o jurídicas, pero estarán necesariamente organizados, destinados y dirigidos por Protésicos Dentales que se hallen en posesión del título referenciado en el artículo 5 o habilitados para el ejercicio profesional conforme a lo dispuesto en la disposición transitoria primera.

3. CARACTERÍSTICAS DEL LABORATORIO DE PRÓTESIS DENTALES

Para poder montar un laboratorio en un local, este debe cumplir los siguientes requisitos mínimos:

- El local donde se elabore, almacene o inspeccione el producto contará con **espacio suficiente** para permitir las tareas de higiene y mantenimiento, tanto en las zonas destinadas a actividades productivas como en las reservadas para tareas administrativas.
- El diseño del espacio físico **delimitará** de forma adecuada aquellos **lugares destinados a tareas** que, por sus características o por el tipo de materiales empleados, precisen una separación del resto de los procesos productivos (Figura 4).
- **El personal y los productos** a utilizar y los elaborados deberán estar **suficientemente equipados y con un nivel de higiene** adecuado para no afectar al producto que se sirve. Cuando alguien no cumpliera tales requisitos y ello pudiera repercutir sobre el producto, el interesado deberá abstenerse de su manipulación hasta corregir la diferencia.
- El medio ambiente del lugar de trabajo deberá ser adecuado para **evitar la contaminación de materiales y productos.** Tanto las condiciones de producción como las de almacenamiento deberán asegurar que ni el personal ni el medio ambiente corren riesgos, por lo que el laboratorio deberá cumplir la normativa vigente de seguridad e higiene en el trabajo.

Un laboratorio de prótesis dental consta de varias secciones de trabajo. Cada sección o zona de trabajo debe estar diferenciada del resto y debe contar con el equipo y la maquinaria necesarios para realizar los trabajos que se desarrollen en esa sección.

3.1. Protocolo de actuación para la apertura de un laboratorio dental

En este punto resumiremos todo lo necesario para la apertura de un laboratorio:

1. Motivación por la profesión.
2. Análisis demográfico de la zona donde se quiere abrir.

3. Plano del laboratorio.
4. Inversión económica.
5. Publicidad.
6. Solicitud de afiliación a la seguridad social.
7. Alta en el impuesto de actividades económicas.
8. Solicitud de licencia de apertura.
9. Solicitud de licencia sanitaria.

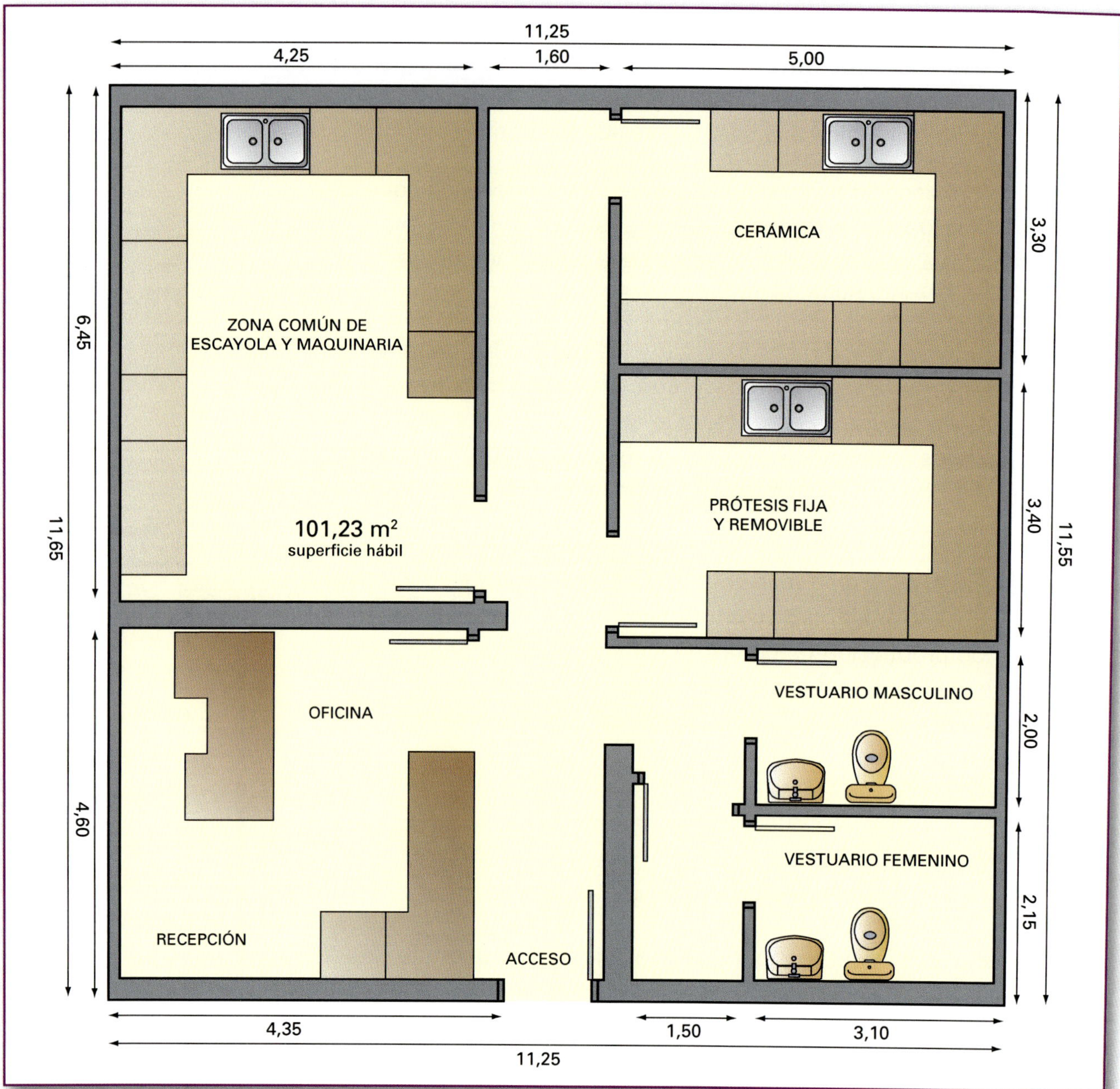

Figura 4. *Plano real de un laboratorio.*

4. EQUIPOS Y MAQUINARIA NECESARIOS

Un laboratorio de prótesis dental consta de varias secciones de trabajo. **Cada sección o zona de trabajo debe estar diferenciada del resto** y debe contar con el equipo y la maquinaria necesarios para realizar los trabajos que se desarrollen en esa sección.

Si dividiéramos el laboratorio por secciones, cada una de ellas tendría que tener una equipación mínima y asimismo habría secciones que tendrían equipos comunes para poder desarrollar varias fases de la realización de las prótesis.

Zonas comunes

- Sección de escayola, vaciado y preparación de modelos.
- Sección de pulido y limpieza de prótesis terminadas.
- Sección de administración.

Zonas específicas

- *Sección de prótesis fija:*
  - Encerado.
  - Revestimiento de cilindros.
  - Colado.
  - Arenado.
  - Repasado.
  - Cerámica.
  - Composites.
  - Resinas.
- *Sección de prótesis removible:*
  - Removible acrílico:
    - Planchas y cubetas.
    - Montaje.
    - Encerado.
    - Enmuflado.
    - Pulido.
  - Removible metálico:
    - Diseño.
    - Colado.
    - Arenado.
    - Repasado.
    - Pulido.

Todo laboratorio debe contar con la licencia de inhalación del ayuntamiento correspondiente y contar con los requisitos de la actividad, como la energía necesaria para la utilización de maquinaria, disponer de extractores y aspiración para evitar la contaminación, salidas de emergencia, etc.

RECUERDA QUE

El puesto de trabajo tiene que estar dotado tanto de comodidad como de seguridad con el fin de evitar accidentes.

Todo laboratorio debe contar, en primer lugar, con la energía necesaria para la utilización de la maquinaria:

- Energía eléctrica, dada por una empresa suministradora.
- Gas, el cual puede ser suministrado por la red de una empresa o por bombonas transportables.
- Aire comprimido que será dado por uno o varios compresores eléctricos y canalizado por todo el laboratorio (Figura 5).

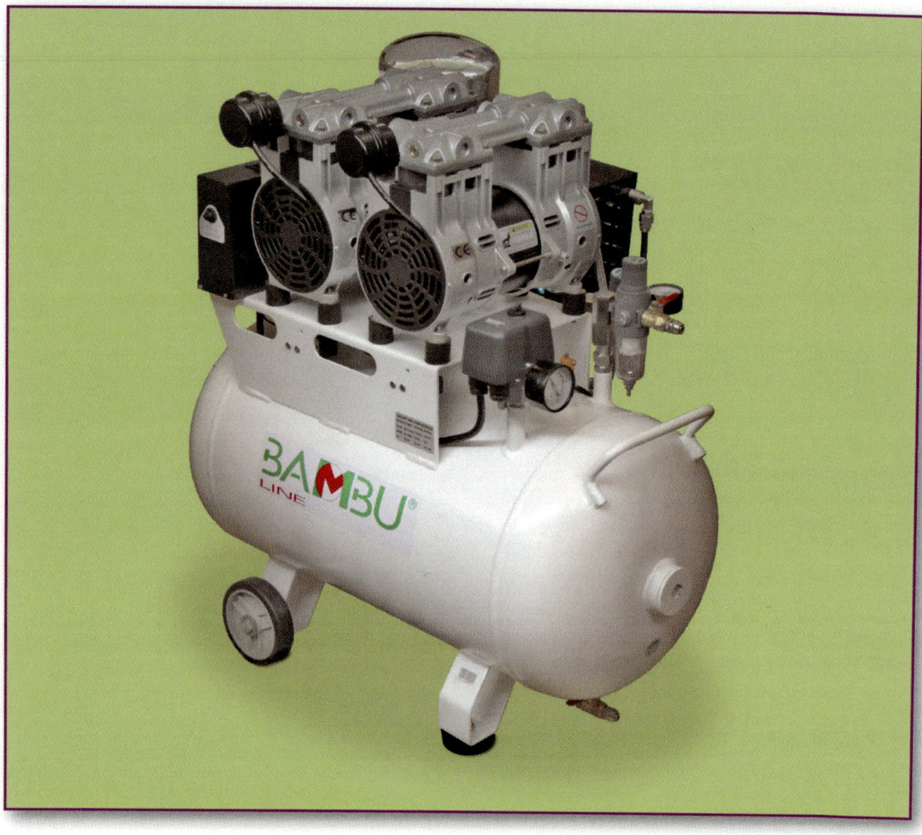

Figura 5. *Compresor de aire.*

Cada puesto de trabajo necesitará (Figura 6)

- Luz suficiente por puesto de trabajo.
- Mascarilla de protección, gafas y guantes.
- Mechero Bunsen.
- Aspiración.
- Micromotor.
- Boquilla con salida de aire comprimido.
- Silla ergonómica.

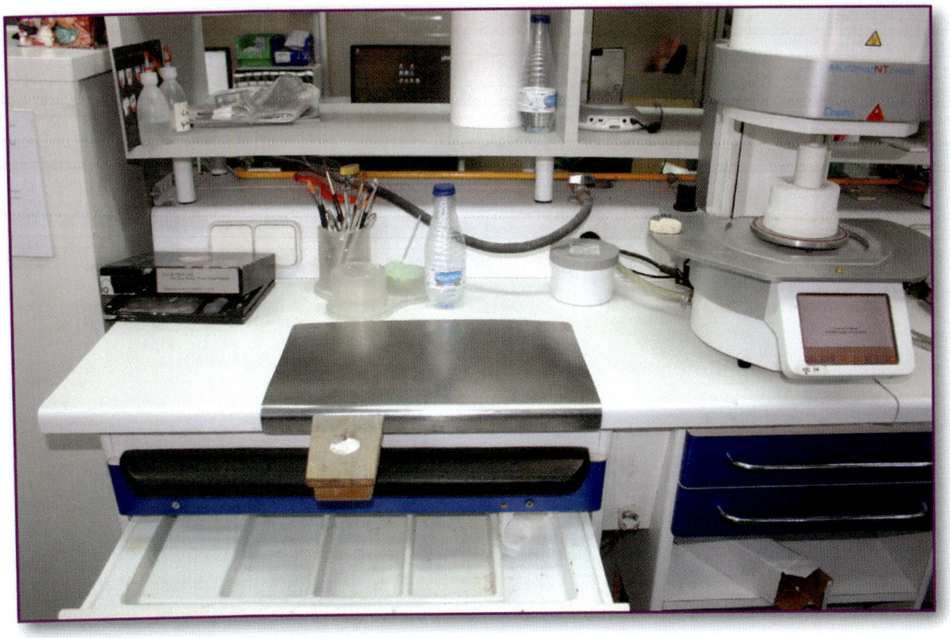

Figura 6. *Puesto de trabajo.*

Zonas comunes

- *Sección de escayola, vaciado y preparación de trabajos:*
  - Recipientes para almacenar la escayola.
  - Balanza eléctrica (Figura 7).
  - Máquina dosificadora de polvo y líquido (Figura 8).
  - Tazones, espátulas y zocaladores.
  - Bomba de vacío y mezcladora con sus vasos de mezclar.
  - Vibradores de potencia variable (Figura 9).
  - Recortadora de modelos (Figura 10).
  - Decantadora de escayola (Figura 11).
  - Maquinaria necesaria según el sistema que se utilice para independizar los muñones (Figura 12).
  - Chorro de vapor y agua a alta temperatura (Figura 13).
  - Diferentes tipos de articuladores (Figura 14).
  - Armarios refrigerados para almacenar materiales específicos.

- Sección de pulido y limpieza de las prótesis:
  - Pulidora de velocidad regulable (Figura 15).
  - Baño de limpieza por ultrasonido.
  - Cepillos rotatorios de diferentes formas, texturas y tamaños.

- Sección de administración (Figura 16):
  - Ordenadores.
  - Fax.
  - Archivadores.
  - Material de oficina.

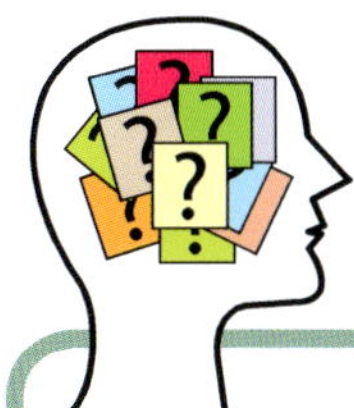

RECUERDA QUE

Los puestos de trabajo deben estar siempre limpios aunque haya que limpiarlos varias veces al día.

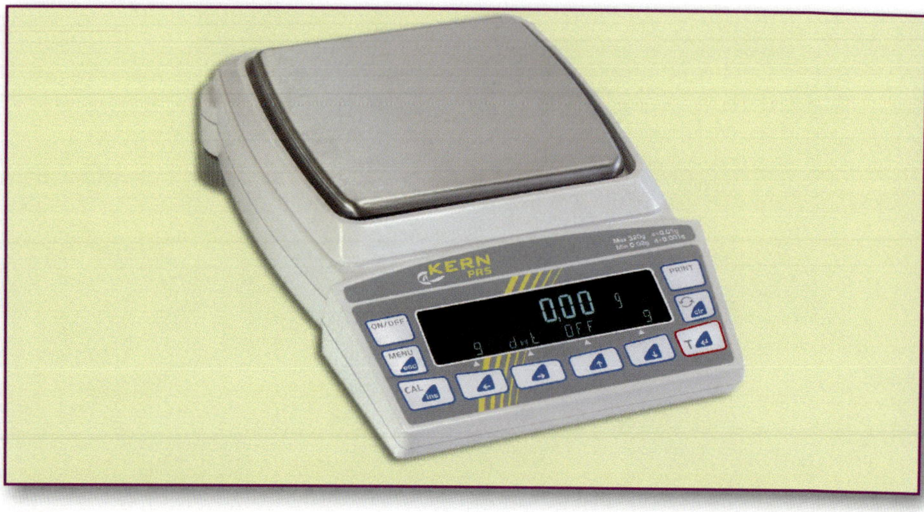

Figura 7. *Balanza de precisión.*

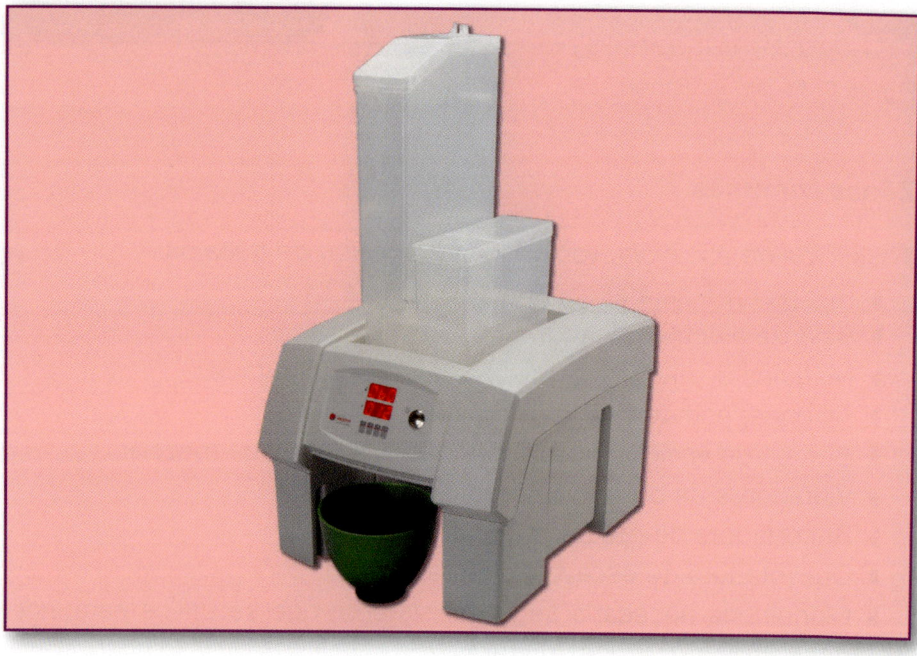

Figura 8. *Dosificadora de escayola.*

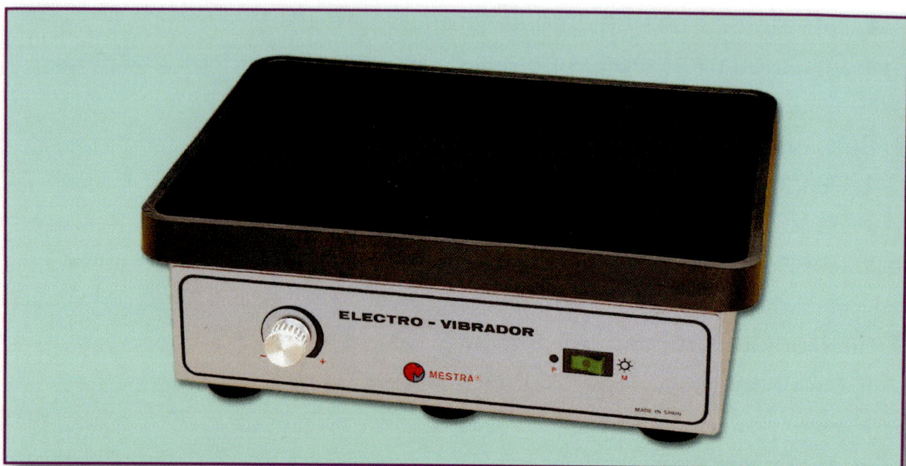

Figura 9. *Vibradores.*

RECUERDA QUE

Los vibradores deben tener varias intensidades de potencia, ya que los elementos a vibrar pueden ser más o menos delicados.

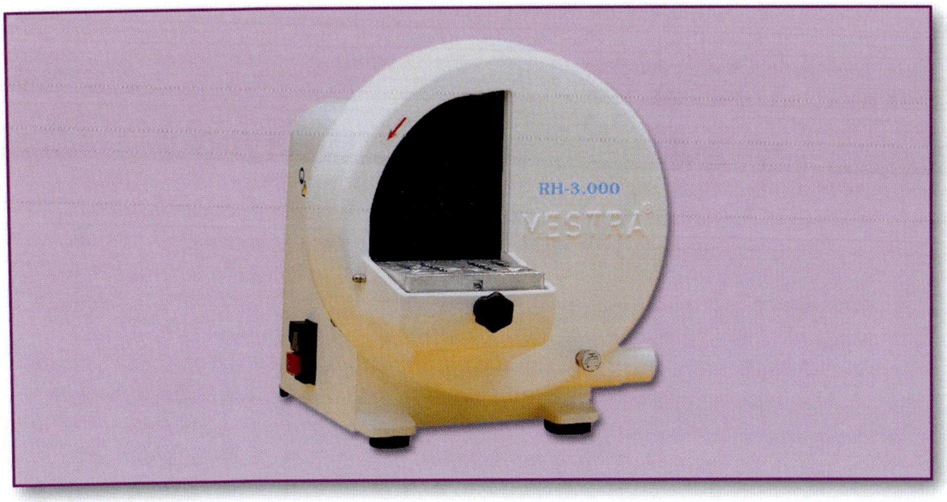

Figura 10. *Recortadora.*

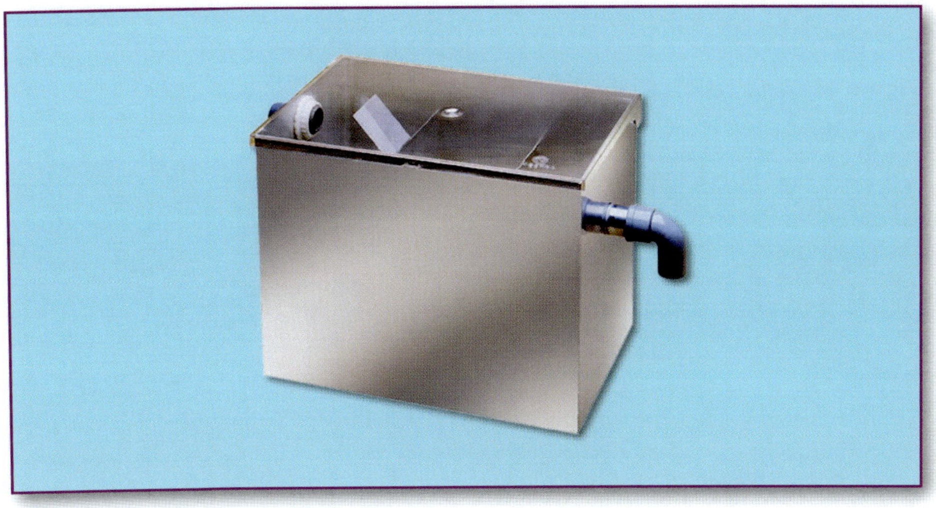

Figura 11. *Decantadora de escayola.*

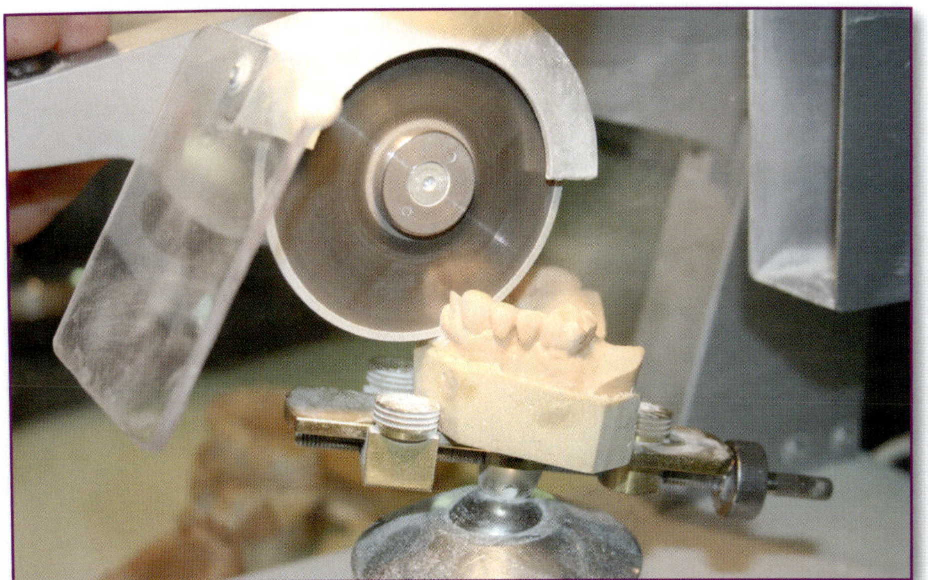

Figura 12. *Independizador de muñones.*

RECUERDA QUE

Los articuladores deben estar siempre limpios para que no desvirtúen sus parámetros.

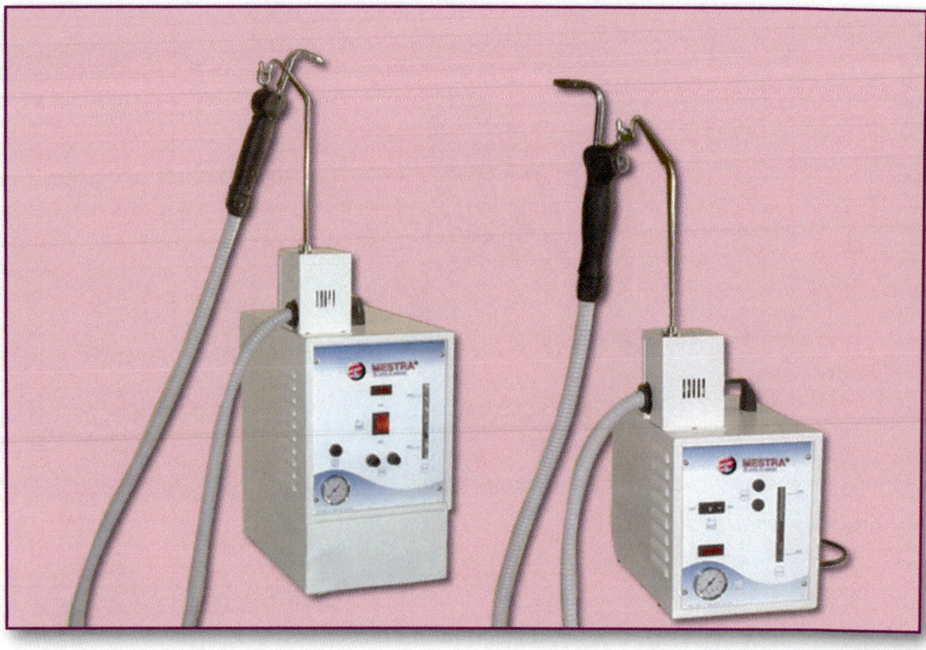

Figura 13. *Vaporeta.*

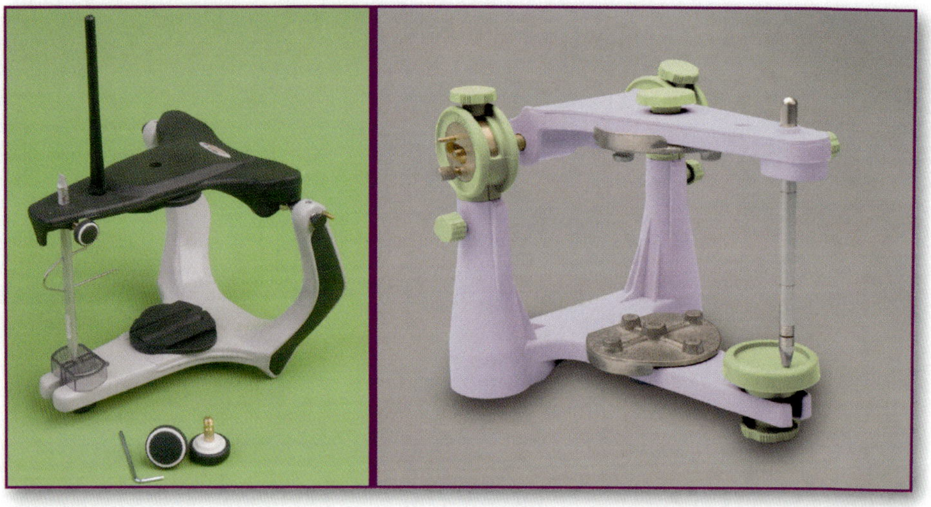

Figura 14. *Articuladores.*

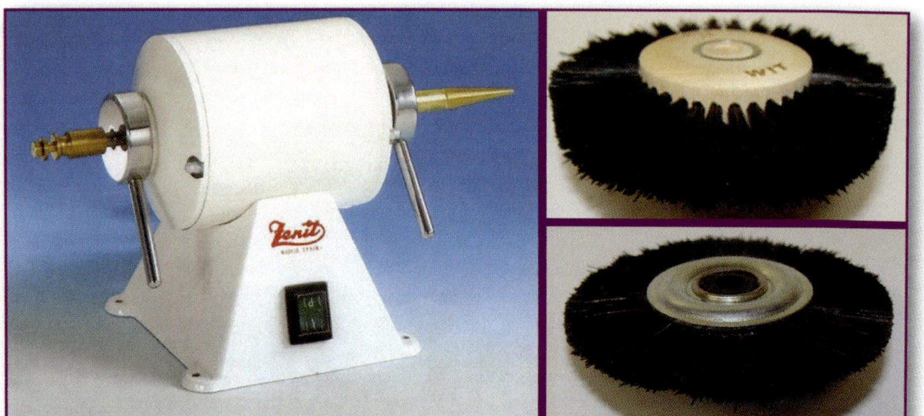

Figura 15. *Pulidora y cepillos rotatorios.*

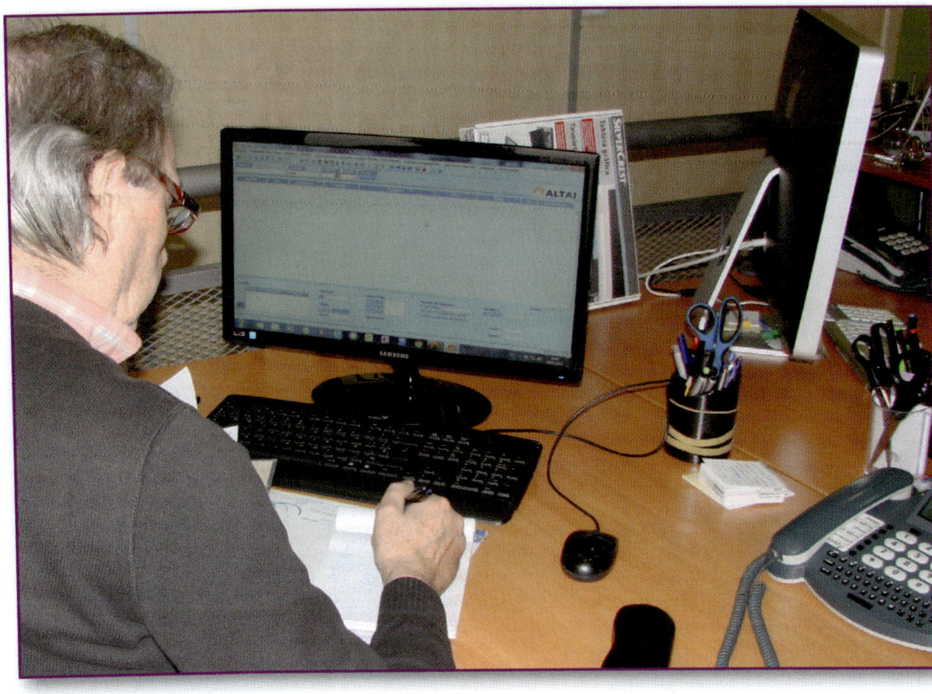

Figura 16. *Puesto de trabajo de administración.*

Zonas específicas

- Prótesis fija.

- *Encerado:*
  - Espátulas específicas, eléctricas o convencionales tipo PKT, le Cron, Hylin, Zahle, etc.
  - Calentadores de cera por inmersión con mantenimiento de temperatura.

- *Revestido de cilindros:*
  - Máquina dosificadora de polvo de revestimiento y líquido.
  - Bomba de vacío.
  - Bases de goma, cilindros (varios tamaños) de plástico y metálicos.

- *Colado:*
  - Horno (eléctrico o a gas) programable en tiempo y temperatura (Figura 17).
  - Extractor de humos.
  - Sistema de fundición (soplete o eléctrico).
  - Centrifugadora eléctrica de colado o máquina similar de fundición (Figura 18).
  - Pinzas para cilindros y guantes térmicos.

- *Arenado:*
  - Chorro de arena y perlas de vidrio con regulación de presión de aire comprimido (Figura 19).

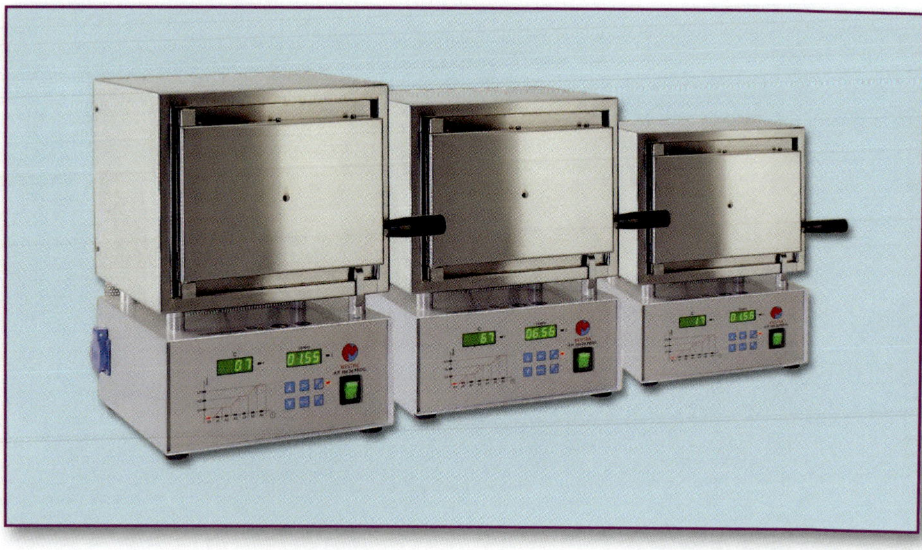

Figura 17. *Hornos de precalentamiento.*

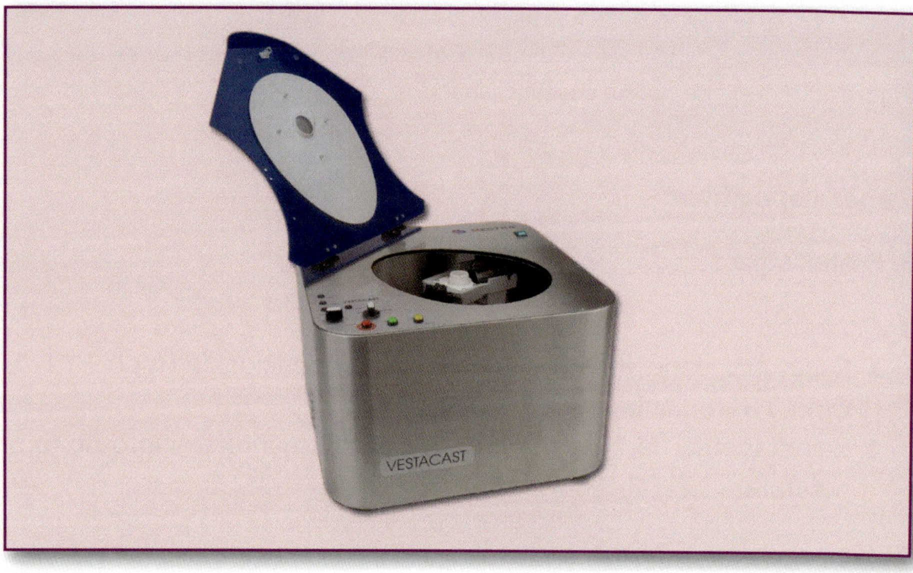

Figura 18. *Centrifugadora.*

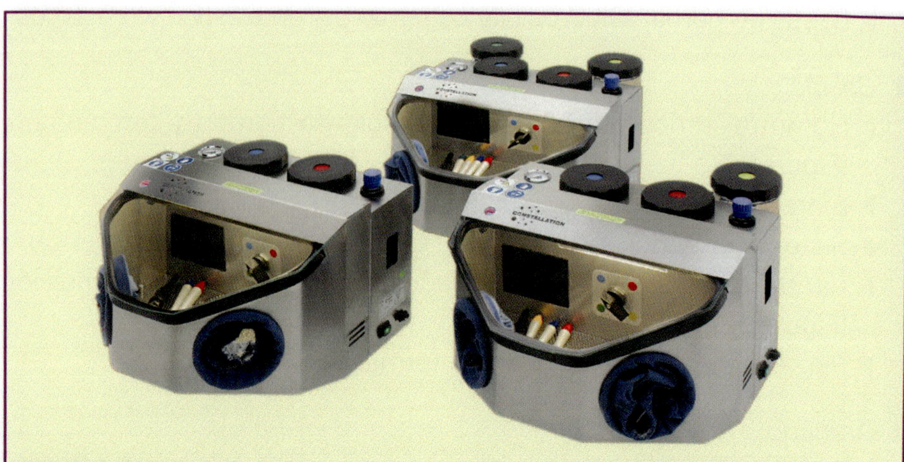

Figura 19. *Chorreadoras.*

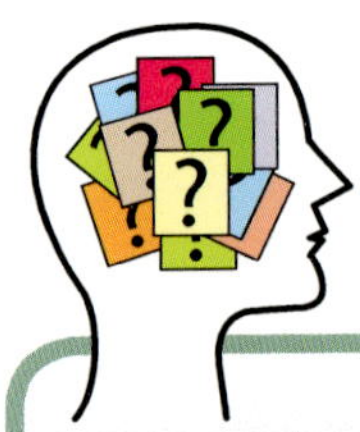

RECUERDA QUE

Las centrifugadoras sin tapa de seguridad están prohibidas, ya que el cilindro o el metal pueden saltar fuera y alcanzar al operario que las manipula.

- *Repasado:*
  - Puntas abrasivas variadas de tungsteno, diamante, óxido de aluminio, etc.
  - Puntas de pulido de diferentes tamaños y granulometría.
  - Discos de corte y separadores de diferentes diámetros y grosores.

- *Cerámica:*
  - Hornos de cocción de cerámica (Figura 20).
  - Hornos para cerámica inyectada.
  - Turbina de laboratorio.
  - Espátulas y pinceles de diferentes tamaños.
  - Recipientes o bandejas de cristal para mezclar los diferentes colores de cerámica.

- *Composites:*
  - Máquina fotopolimerizadora.
  - Espátulas de modelaje.

- *Resinas:*
  - Polimerizadora por calor y presión.

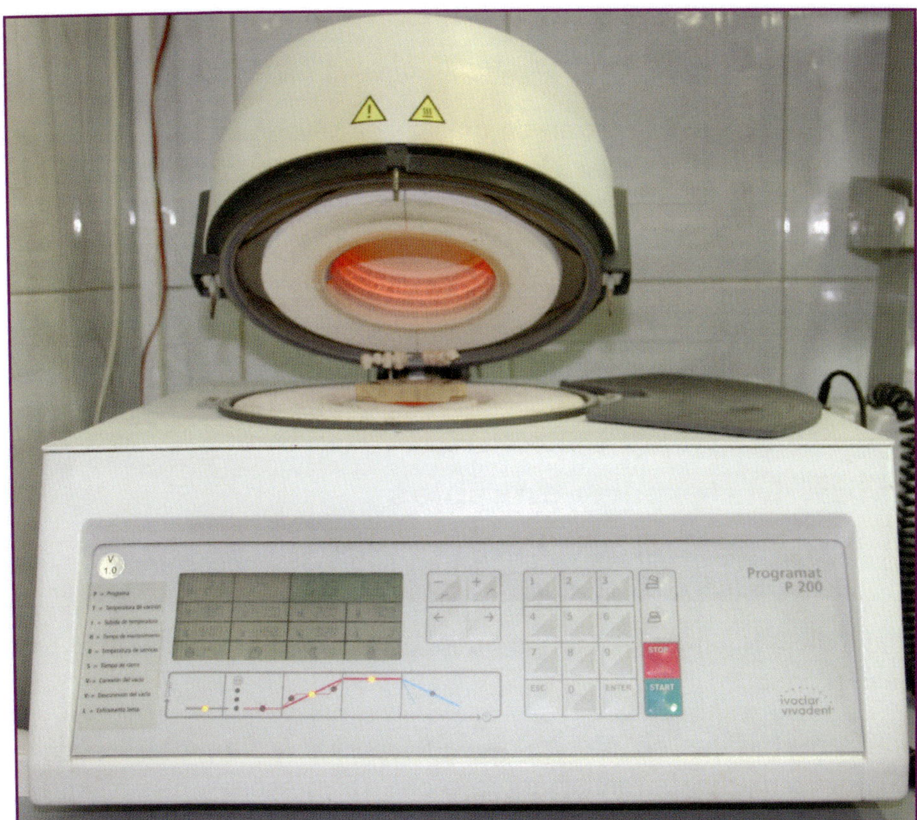

Figura 20. *Horno de cerámica.*

RECUERDA QUE

Hay máquinas y elementos en el laboratorio que alcanzan altas temperaturas, otras que deben aislarse de las zonas donde el agua pueda producir cortocircuitos, etc. Los operarios que las manejan deberán utilizar protección.

5. SISTEMAS DE ADQUISICIÓN DE MAQUINARIA Y MATERIALES FUNGIBLES

5.1. Maquinaria

La maquinaria necesaria para un laboratorio de prótesis se compra bien a una empresa distribuidora o directamente al fabricante.
Su pago puede realizarse al contado o financiado.

La financiación puede realizarse de varias formas:

- Financiación por la propia empresa distribuidora bien por recibos o pagarés.
- Financiación por medio de un crédito bancario en varios meses o años.
- *Leasing* o arrendamiento financiero, que sería como alquilar la maquinaria a través de un intermediario, que suele ser un banco, con derecho a compra al final del alquiler, por un valor pactado previamente denominado residual.
- *Renting*, sistema por el cual empresas especializadas alquilan por un tiempo determinado una maquinaria.
- Sistema de financiación por crédito oficial (ICO) (Figura 21).

Instituto de Crédito Oficial

Figura 21. *ICO.*

La adquisición de maquinaria lleva implícita la necesidad de **guardar en el laboratorio toda la documentación de dicha maquinaria,** como son los **manuales de funcionamiento y las garantías del producto** que nos pueden ser requeridas por el fabricante en caso de averías, así como la factura y el comprobante del pago de impuestos si fuese necesario.

5.2. Materiales fungibles

Los materiales fungibles se adquieren según las necesidades del laboratorio y podríamos dividirlos en materiales en *stock* o reposición y materiales de necesidad o que se incorporan inmediatamente al proceso productivo.

- Los **materiales en *stock*** son aquellos que la empresa almacena para incorporarlos en algún momento al proceso productivo; las existencias se deben almacenar siempre desde un punto de vista económico y no de comodidad, ya que el coste de este *stock* nos produce un capital inmovilizado en la empresa. Asimismo, nos implica también la necesidad de un **almacenaje correcto** en cuanto a temperaturas, humedad y fechas de caducidad, a la vez que un control del *stock* para no carecer de ellos en el momento necesario. Su pago será el acordado con el vendedor.

- Los **materiales de necesidad** se adquieren en el momento que se requieren para un trabajo específico, su almacenaje es nulo y su valor se incrementa al producto fabricado de inmediato.

Al adquirir cualquier materia prima o productos manufacturados solicitaremos al vendedor que cumplan la **normativa CE** para los productos utilizados para la fabricación de prótesis dentales, la **ficha técnica de seguridad** en la cual irán indicados la composición del producto, identificación de peligros, primeros auxilios y medidas contra accidentes en su manipulación (Figura 22), así como el **manual de utilización,** la **factura** correspondiente, **número de lote, fecha de fabricación, caducidad y normas de almacenaje.**

FICHA IDENTIFICATIVA
DE LA PRÓTESIS
"Producto a medida"

Fecha de fabricación ....
Fabricado por ....
Número de licencia ....
Domicilio del fabricante ....
....
Nombre del prescriptor ....
....
Número de declaración de conformidad ....

Figura 22. *Ficha técnica de seguridad.*

La adquisición de maquinaria lleva implícita la necesidad de guardar en el laboratorio toda la documentación de dicha maquinaria, como son los manuales de funcionamiento y las garantías del producto que nos pueden ser requeridas por el fabricante en caso de averías, así como la factura y el comprobante del pago de impuestos si fuese necesario.

6. NORMATIVA SOBRE SEGURIDAD E HIGIENE EN EL LABORATORIO DE PRÓTESIS DENTAL

Cualquier trabajo lleva asociados determinados riesgos para la salud. El término "salud laboral" hace referencia al equilibrio físico, psíquico y social de un individuo en el entorno laboral.

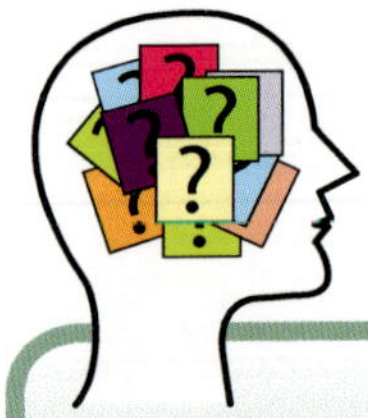

RECUERDA QUE

La buena elección de compra de materiales garantizará una buena economía.

El trabajo que se realiza en un laboratorio implica un riesgo potencial grande, aunque el riesgo real sea, por lo general, pequeño.

En este apartado veremos las normas básicas de higiene personal y del laboratorio, así como la **Ley de Prevención de Riesgos Laborales.**

Las características diferenciadoras de los riesgos en el laboratorio serían:

1. Variedad.
2. Intensidad.
3. Multiplicidad.
4. Distinto grado de profesionalidad.

En un sistema de prevención de riesgos laborales lo primero será identificar y evaluar los posibles riesgos laborales. Para ello confeccionaremos un informe de riesgos.

6.1. Determinación de las medidas de prevención de riesgos laborales

En el mismo informe del punto anterior, determinaremos las medidas establecidas para evitar el riesgo correspondiente, indicando qué prioridad tiene, si alta o baja y tiempo de ejecución.

6.2. Normativa de prevención de riesgos laborales en prótesis dental

La Ley 31/1995, de 8 de noviembre, surge por la necesidad de desarrollar una política de **protección de la salud de los trabajadores mediante la prevención de los riesgos derivados de su trabajo.**

El conocimiento de esta ley nos ayudará a minimizar los accidentes de trabajo y las enfermedades profesionales y, por tanto, a incrementar la calidad de vida de los trabajadores.

Esta Ley nos obliga a tener un sistema de gestión de la prevención de riesgos laborales que debe implicar a todos los trabajadores, independientemente del cargo que desempeñen.
Normalmente este servicio es realizado por una empresa externa especializada, subcontratada por el laboratorio.

Un sistema de gestión de prevención debe contemplar los siguientes puntos:

- **Evaluación de riesgos** de los puestos de trabajo (Figura 23).
- **Comunicación** de los riesgos a los empleados.
- Creación de un **plan de medidas preventivas** para dichos riesgos (Figura 24).
- **Verificación del cumplimiento** del plan de prevención (Figura 25).
- **Señalización:** salidas de emergencias, riesgo eléctrico, utilización de equipos de protección individual (EPI) y extintores (Figura 26).
- **Formación** de primeros auxilios y evacuación de emergencia.
- **Plan de mantenimiento del alumbrado,** de los medios de extinción y evacuación (Figuras 27-29).
- **Prevención** de la salud. Reconocimientos médicos.

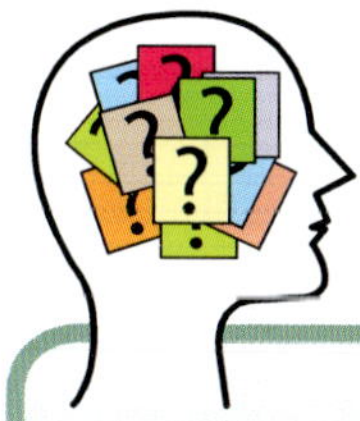

RECUERDA QUE

El desconocimiento de un factor de riesgo puede ser el detonante de un grave accidente.

6.3. Factores y situaciones de riesgo

Los **principales factores** que terminan en situaciones de riesgo son:

- Desconocimiento.
- Falta de formación e información.
- Exceso de confianza en la tecnología.
- Adopción de vicios en el trabajo.
- Resistencia a la aceptación de normas/reglas.
- No observancia de las normas de seguridad, cuando las hay.
- Procedimientos de trabajo mal planificados.

Para evitar estas situaciones de riesgo nació la **Ley de Prevención de Riesgos.**

6.3.1. *Factores físicos del entorno de trabajo*

Los **factores físicos** que forman el entorno de trabajo son:

- Temperatura.
- Humedad.
- Velocidad del aire.
- Presión ambiental.

www.ibermutuamur.es/-documentacion-de-prevencion.html#25

SOCIEDAD DE prevención	INFORME DE: EVALUACIÓN DE RIESGOS LABORALES	Autor:
	EMPRESA:	Fecha:
V. Inf.: Rev:	CENTRO:	Página: 12
Nº Concierto:	Referencia Informe:	

Localización	Riesgos	PR	CO	NR	Causas	Medidas y/o Controles preventivos	MP	CP
Tareas de oficina (cont.)	Fatiga visual	B	D	T	Realización de trabajos con pantallas de visualización	No es necesario que las embarazadas interrumpan su trabajo con PVD durante el embarazo		
						Lo que sí se tiene que tener en cuenta es que en el trabajo con el ordenador puede producir lagrimeos, sequedad en los ojos, etc., y a la hora de levantarse producirse mareos e incluso vómitos con lo cual las pausas en el trabajo deben ser primordiales		
						La empresa debe facilitar a las trabajadores la posibilidad de realizar las pausas que ellas necesiten, que a medida que avanza el embarazo deben alargarse y aumentar en frecuencia	X	
						Según lo establecido en el RD 488/1997 sobre "Disposiciones mínimas de seguridad y salud relativas al trabajo con Pantallas de visualización de datos", se elaborará un estudio específico en cuanto a los riesgos derivados de la utilización de pantallas de visualización, de aquellos puestos de trabajo que utilicen el ordenador más de 4 horas diarias o más de 20 horas semanales		
						Informar a las trabajadoras de los riesgos asociados a la utilización de las pantallas de visualización de datos y medidas preventivas a adoptar. Instrucción de dichos riesgos en el anexo sobre "Trabajos con pantallas de visualización"	X	
						Planificar la realización de reconocimientos médicos específicos para detectar posibles alteraciones visuales	X	
						Planificar cursos de formación en Pantallas de visualización de datos		
	Estres térmico	B	LD	TR	Condiciones termo-higrométricas en el centro de trabajo	Los límites propuestos de temperatura seca para locales cerrados, donde se realicen trabajos sedentarios propios de oficinas o similares, debería mantenerse una tempreatura comprendida entre 17-24 ºC en invierno y de 23 a 27 ºC para la época estival		
						En relación a la humedad relativa, cabe decir que en estos recintos deberá estar comprendida entre el 30 y el 70%, excepto en las áreas donde existan riesgos de electricidad estática, en los que el límite deberá ser inferior al 50%		
						Los resultados de las mediciones realizadas se encuentran dentro de los valores permitidos y recomendados así que deben mantenerse para evitar problemas, a continuación se describen medidas que debe conocer la trabajadora embarazada:		
						– Las embarazadas presentan una menor tolerancia al calor y son más propensas a los desmayos debido a las condiciones extremas de temperatura – Condiciones de frío extremo pueden resultar peligrosas para la embarazada y el feto – El riesgo puede aumentar en caso de cambios bruscos de temperatura		
	Incendios/ Evacuación	B	ED	M	Ante un incendio o emergencia	Ante una situación de emergencia la empresa debe facilitar la evacuación segura de todo el personal, prestando mayor interés al personal especialmente sensible, para ello informará al resto de la plantilla de la situación de los diferentes trabajadores sensibles, realizando si es necesario simulacros de emergencia		

PR: Probabilidad	**B:** Baja **M:** Media **A:** Alta **NE:** No se Evalúa
CO: Consecuencias	**LD:** Ligeramente Dañino, **D:** Dañino, **ED:** Extremadamente Dañino, **NE:** No se Evalúa
NR: Nivel de Riesgo	**Tr:** Trivial, **T:** Tolerable, **M:** Moderado, **I:** Importante, **IT:** Intolerable

Los riesgos higiénicos, ergonómicos y psicosociológicos quedan indicados, si existen, y se recomienda la realización de estudios específicos o se indican medidas preventivas elementales según el caso

MP: marcado con X es una medida preventiva implantada. Sin marcar es una medida preventiva propuesta

CP: Marcada con X es un control preventivo implantado. Sin marcar es un control preventivo propuesto

Figura 23. *Informe de evaluación de riesgos laborales.*

SOCIEDAD DE prevención	INFORME DE: PLANIFICACIÓN DE LA ACTIVIDAD PREVENTIVA	Autor:
	EMPRESA:	Fecha:
V. Inf.: / Rev:	CENTRO:	Página:

Nº Concierto:	Nº de Análisis:	Referencia Informe:

Localización	Riesgos	Causas	Medida propuesta	Prioridad	Coste	Responsable	Fecha prevista fin	Fecha fin	Fecha revisión (Firma)
ÁREA GENERAL	Contactos eléctricos directos e indirectos	Con partes activas de la instalación. A través de una carcasa o masa de un receptor o cuadro eléctrico por un defecto o aislamiento	La protección diferencial se deberá verificar periódicamente mediante el pulsador TEST (mínimo una vez al mes) para comprobar que actúa correctamente	Alta					
			Según la ITC BT 018 del REBT, la puesta a tierra se revisará al menos una vez al año para garantizar su continuidad	Alta					
	Explosiones	Instalación de gas (mecheros tipo Butsen)	Continuar revisando la instalación de gas propano con la periodicidad establecida por el suministrador. Archivar el boletín de reconocimiento emitido en cada revisión	Alta					
	Incendios	Mantenimiento de los medios de protección contra incendios	Continuar con el Programa de mantenimiento de los medios de protección contra incendios por empresa mantenedora autorizada	Alta					
	Incendios, evaluación	Plan de medidas de Emergencia no implantado	Implantar el Plan de Emergencia de las instalaciones conforme marca el art. 20 de la Ley 31/1995: designar y formar adecuadamente a los trabajadores que asuman alguna función dentro de dicho Plan. Distribuir dicho documento e informar a todos los trabajadores de las normas generales de actuación. Revisar periódicamente, al menos anualmente, dicho documento. Actualizar periódicamente la capacitación de los trabajadores	Baja					
		Mantenimiento del alumbrado de emergencia	Programa de mantenimiento periódico del alumbrado de emergencia conforme al Reglamento de Prevención de Incendios de la Comunidad de Madrid (RD 31/2003)	Baja					
		Señalización de evacuación	Se deben realizar las revisiones obligatorias de la señalización colocada, establecidas en el reglamento de Incendios de la CAM. Trimestralmente se revisará visualmente el estado de las señales, esta revisión puede ser realizada por personal de la empresa, dejando constancia documental de ella	Baja					
Tareas de personal de oficina	Puestos de trabajo con pantalla de visualización de datos	Fatiga física y visual provocada por el uso inadecuado o prolongado de PVD	Según lo establecido en el RD 488/1997 sobre Disposiciones Mínimas de Seguridad y Salud relativas al trabajo con Pantallas de Visualización de Datos, se elaborará un estudio específico en cuanto a los riesgos derivados de la utilización de pantallas de visualización, de aquellos puestos puesto de trabajo que utilicen el ordenador más de 4 horas diarias o más de 20 horas semanales	Baja					
Tareas de protésico dental (escayola)	Exposición a sustancias irritantes, nocivas o tóxicas	Durante las operaciones de pulido y recorte de las piezas, desprendimiento de polvo de escayola	Realizar estudio específico de exposición a polvo de escayola para verificar el buen funcionamiento de las extracciones localizadas	Alta					

Figura 24. *Planificación de la actividad preventiva.*

SOCIEDAD DE prevención	INFORME DE: VERIFICACIÓN DEL PLAN DE PREVENCIÓN		Autor:
	EMPRESA:		Fecha:
V. Inf.: / Rev:	CENTRO:		Página:
Nº Concierto:	Nº de Análisis:	Referencia Informe:	

Cuestión	Observaciones	SÍ	NO	NP
1. Se ha divulgado la Política Preventiva de la empresa a todos los integrantes de la misma		X		
2. Se ha realizado el nombramiento del enlace entre la empresa y la Sociedad de Prevención		X		
3. La empresa dispone de los Representantes de los Trabajadores: Delegado de Personal			X	
4. Se ha divulgado una carta informativa a los trabajadores para el nombramiento de Delegado de Prevención				X
5. Se ha elaborado una carta informativa a los Delegados de Personal para el nombramiento de Delegado de Prevención				X
6. Se ha realizado el Acta de nombramiento del Delegado de Prevención				X
7. Se ha realizado el Acta de constitución del Comité de Seguridad y Salud				X
8. Se realizan Actas de las reuniones del Comité de Seguridad y Salud				X
9. Se mantiene la comunicación de incidencias de la empresa al Servicio de Prevención		X		
10. Se mantiene la comunicación de Riesgos de los trabajadores a sus Responsables superiores		X		
11. Se realiza el análisis de Accidentes Leves por la empresa			X	
12. Se ha realizado la comunicación al Servicio de Prevención en caso de Accidentes Graves				X
13. Se mantiene el registro actualizado de todos los Accidentes			X	
14. Se mantiene el registro actualizado de todos los Incidentes ocurridos en la empresa			X	
15. Se desarrolló la investigación de accidentes graves por la Sociedad de Prevención, tras su comunicación				X
16. Se ha realizado la entrega de Equipos de Protección Individual		X		
17. Se ha divulgado la carta informativa a los Trabajadores para vigilancia del estado de salud		X		
18. Ha recibido el resultado de actitud de los reconocimientos médicos realizados a cada trabajador		X		
19. Se ha registrado la información recibida por los trabajadores respecto de sus riesgos y de los procedimientos a adoptar para minimizarlos o evitarlos		X		
20. Existe un registro de la formación impartida a los trabajadores			X	
21. Se ha cumplimentado el inventario de Equipos de Trabajo			X	
22. Se ha realizado la información a los trabajadores sobre las actuaciones a seguir en caso de emergencia (incendios, explosiones, emergencias médicas, etc.)		X		
23. Existen trabajadores encargados de las emergencias		X		
24. Se ha realizado la distribución de la Planificación de la actividad preventiva de la empresa a sus distintos trabajadores		X		

Figura 25. *Verificación del plan de prevención.*

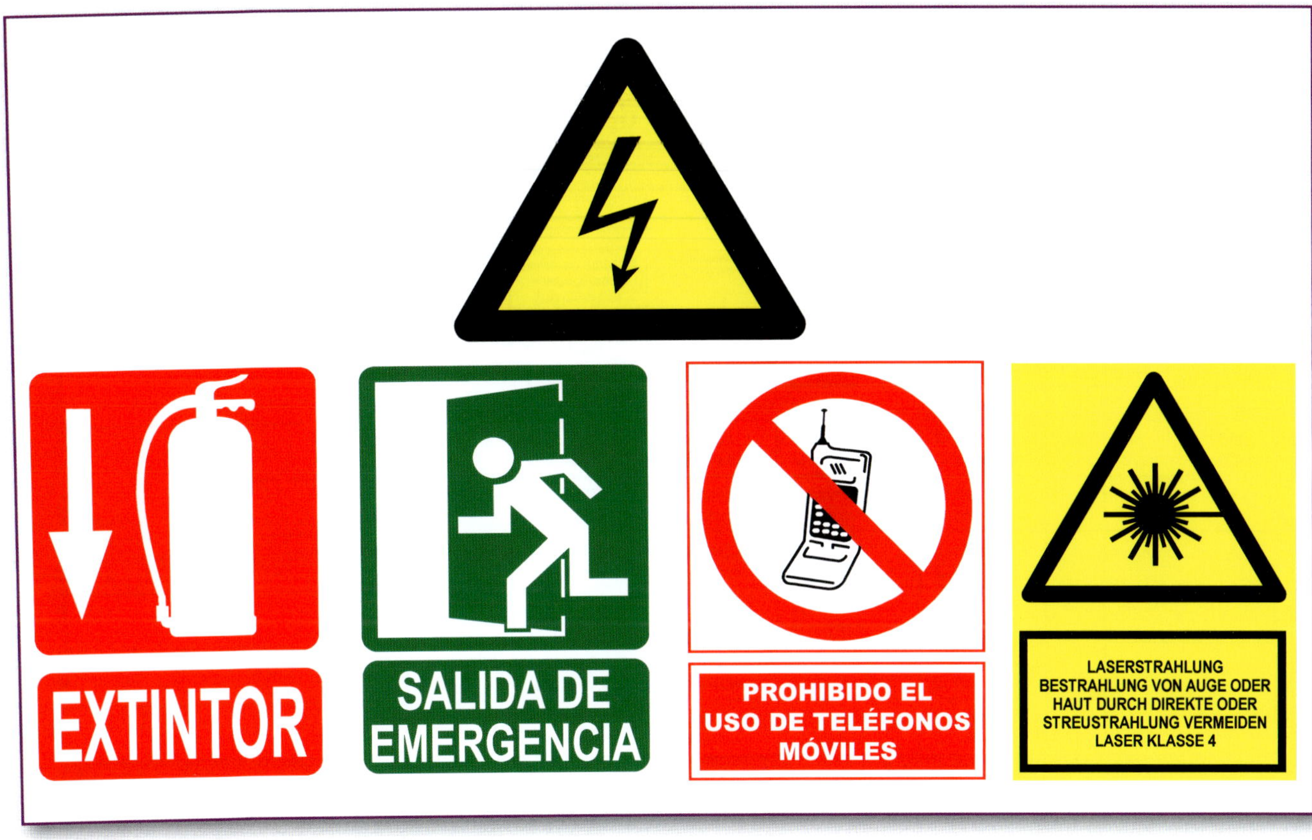
EXTINTOR
SALIDA DE EMERGENCIA
PROHIBIDO EL USO DE TELÉFONOS MÓVILES
LASERSTRAHLUNG
BESTRAHLUNG VON AUGE ODER
HAUT DURCH DIREKTE ODER
STREUSTRAHLUNG VERMEIDEN
LASER KLASSE 4

Figura 26. *Señalización.*

SOCIEDAD DE prevención	**Programa de Mantenimiento mínimo del Alumbrado de Emergencia**						
			CENTRO:				
Fecha:	PERIODICIDAD TRIMESTRAL				Verificación realizada por:		
Localización	**Revisión ocular externa**	**Observaciones**	**Firma**	**Localización**	**Revisión ocular externa**	**Observaciones**	**Firma**
	Correcto ❑ Incorrecto ❑				Correcto ❑ Incorrecto ❑		
	Correcto ❑ Incorrecto ❑				Correcto ❑ Incorrecto ❑		
	Correcto ❑ Incorrecto ❑				Correcto ❑ Incorrecto ❑		
	Correcto ❑ Incorrecto ❑				Correcto ❑ Incorrecto ❑		
	Correcto ❑ Incorrecto ❑				Correcto ❑ Incorrecto ❑		
	Correcto ❑ Incorrecto ❑				Correcto ❑ Incorrecto ❑		
	Correcto ❑ Incorrecto ❑				Correcto ❑ Incorrecto ❑		
	Correcto ❑ Incorrecto ❑				Correcto ❑ Incorrecto ❑		
	Correcto ❑ Incorrecto ❑				Correcto ❑ Incorrecto ❑		
	Correcto ❑ Incorrecto ❑				Correcto ❑ Incorrecto ❑		

Figura 27. *Programa de mantenimiento mínimo del alumbrado de emergencia.*

SOCIEDAD DE prevención

Programa de Mantenimiento mínimo de los Extintores de Incendio por titular de instalación

	CENTRO:

Fecha:	PERIODICIDAD TRIMESTRAL	Verificación realizada por:

Localización	Nº	Comprobación de la accesibilidad, buen estado aparente de conservación	Inspección ocular de seguros, precintos, inscripciones, etc.	Comprobación peso y presión en su caso	Inspección ocular del estado externo de las partes mecánicas (boquilla, válvula, manguera, etc.)	Firma	Observaciones
		Correcto ❑ Incorrecto ❑	Correcto ❑ Incorrecto ❑	Correcto ❑ Incorrecto ❑	Correcto ❑ Incorrecto ❑		
		Correcto ❑ Incorrecto ❑	Correcto ❑ Incorrecto ❑	Correcto ❑ Incorrecto ❑	Correcto ❑ Incorrecto ❑		
		Correcto ❑ Incorrecto ❑	Correcto ❑ Incorrecto ❑	Correcto ❑ Incorrecto ❑	Correcto ❑ Incorrecto ❑		
		Correcto ❑ Incorrecto ❑	Correcto ❑ Incorrecto ❑	Correcto ❑ Incorrecto ❑	Correcto ❑ Incorrecto ❑		
		Correcto ❑ Incorrecto ❑	Correcto ❑ Incorrecto ❑	Correcto ❑ Incorrecto ❑	Correcto ❑ Incorrecto ❑		
		Correcto ❑ Incorrecto ❑	Correcto ❑ Incorrecto ❑	Correcto ❑ Incorrecto ❑	Correcto ❑ Incorrecto ❑		
		Correcto ❑ Incorrecto ❑	Correcto ❑ Incorrecto ❑	Correcto ❑ Incorrecto ❑	Correcto ❑ Incorrecto ❑		
		Correcto ❑ Incorrecto ❑	Correcto ❑ Incorrecto ❑	Correcto ❑ Incorrecto ❑	Correcto ❑ Incorrecto ❑		

Figura 28. *Programa de mantenimiento mínimo de los extintores de incendio por titular de instalación.*

SOCIEDAD DE prevención

Programa de Mantenimiento mínimo de Señalización de Evacuación

	CENTRO:

Fecha:	PERIODICIDAD TRIMESTRAL	Verificación realizada por:

Localización	Revisión general	Firma	Observaciones
	Correcto ❑ Incorrecto ❑		
	Correcto ❑ Incorrecto ❑		
	Correcto ❑ Incorrecto ❑		
	Correcto ❑ Incorrecto ❑		
	Correcto ❑ Incorrecto ❑		
	Correcto ❑ Incorrecto ❑		
	Correcto ❑ Incorrecto ❑		
	Correcto ❑ Incorrecto ❑		
	Correcto ❑ Incorrecto ❑		

Figura 29. *Programa de mantenimiento mínimo de señalización de evacuación.*

- Radiaciones.
- Vibraciones.
- Ruidos.
- Iluminación.

6.3.2. *Factores químicos del entorno de trabajo*

- **Productos químicos:** exposición a gran cantidad de sustancias diferentes pero utilizadas en poca cantidad y durante periodos de tiempo cortos.
- **Vías de entrada en el organismo:** respiratoria, dérmica, digestiva y parenteral.
- **Clasificación de los productos químicos** en función de su peligrosidad (Figura 30).

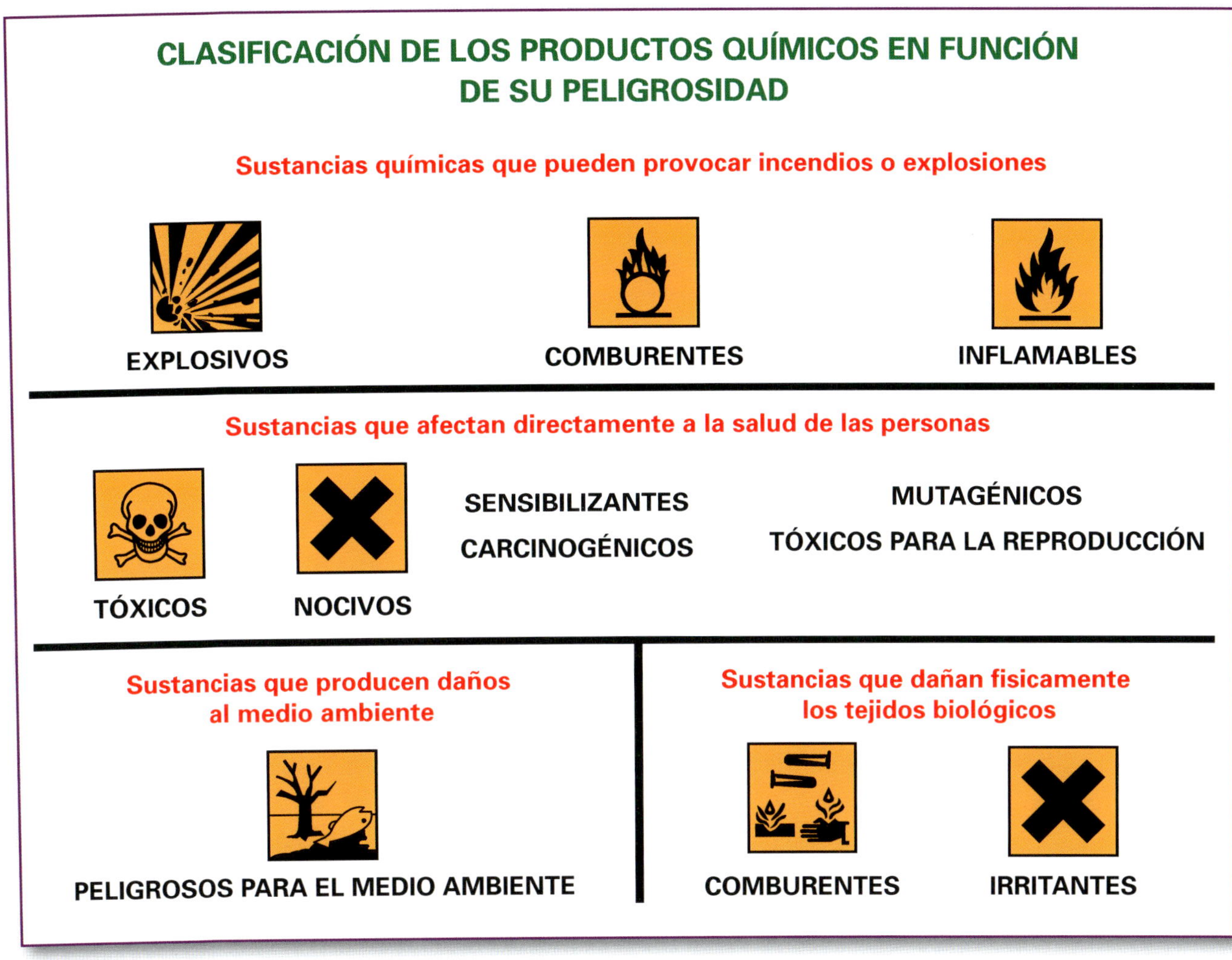
CLASIFICACIÓN DE LOS PRODUCTOS QUÍMICOS EN FUNCIÓN DE SU PELIGROSIDAD
Sustancias químicas que pueden provocar incendios o explosiones
EXPLOSIVOS
COMBURENTES
INFLAMABLES
Sustancias que afectan directamente a la salud de las personas
TÓXICOS
NOCIVOS
SENSIBILIZANTES
CARCINOGÉNICOS
MUTAGÉNICOS
TÓXICOS PARA LA REPRODUCCIÓN
Sustancias que producen daños al medio ambiente
PELIGROSOS PARA EL MEDIO AMBIENTE
Sustancias que dañan fisicamente los tejidos biológicos
COMBURENTES
IRRITANTES

Figura 30. *Clasificación de los productos químicos.*

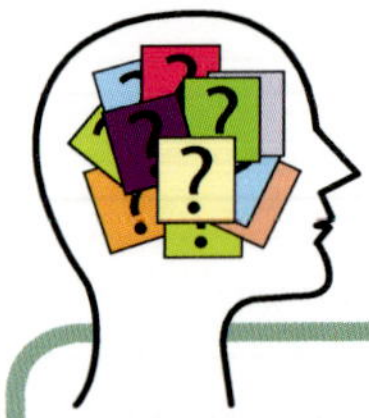

RECUERDA QUE

El desconocimiento de las normas de prevención puede ocasionar graves consecuencias. No exime de culpabilidad el desconocimiento de las normas de seguridad, por lo que el responsable del laboratorio deberá obligar a su personal a cumplir con estas.

6.3.3. *Identificación de los productos químicos*

La legislación actual impone al fabricante la obligación de **informar al usuario** sobre los riesgos derivados del uso de productos químicos y sobre las medidas preventivas que se deben adoptar para minimizarlos.

Los instrumentos que tenemos para identificar un producto químico son:

- **La etiqueta:** es la primera fuente de protección que tenemos frente a los riesgos derivados de la utilización de los productos químicos.
- **La ficha de datos de seguridad (FDS):** proporciona información inmediata sobre los riesgos derivados del uso de sustancias peligrosas y las medidas de protección personal y ambiental que se han de adoptar para minimizar la probabilidad de accidentes.

6.4. Sistemas de seguridad aplicados a las máquinas y equipos

La maquinaria debe tener el **certificado de la CE,** que asegura que esa máquina cumple toda la normativa europea sobre seguridad.

6.4.1. *Seguridad en el taller de prótesis*

Para garantizar la seguridad en el taller de prótesis, el laboratorio está obligado a cumplir lo establecido en la Ley sobre Prevención de Riesgos laborales.

Deberá suministrar los **EPI necesarios** y **señalizar las zonas** de la manera que se expone en la Figura 31.

6.5. Material y medios de primeros auxilios

En el Anexo VI del Real Decreto 486/1997, de 14 de abril, sobre lugares de trabajo, se establecen las condiciones mínimas de los locales y el material necesario para la prestación de los primeros auxilios.

Dependiendo del riesgo existente en la empresa, del tamaño de la misma y de las facilidades de acceso al centro de asistencia más próximo, así como de la fecha de creación de los citados lugares de trabajo, se deberá procurar desde un **botiquín portátil** hasta una sala especial (cuyo contenido y dotación mínimos vienen especificados en la Tabla 1).

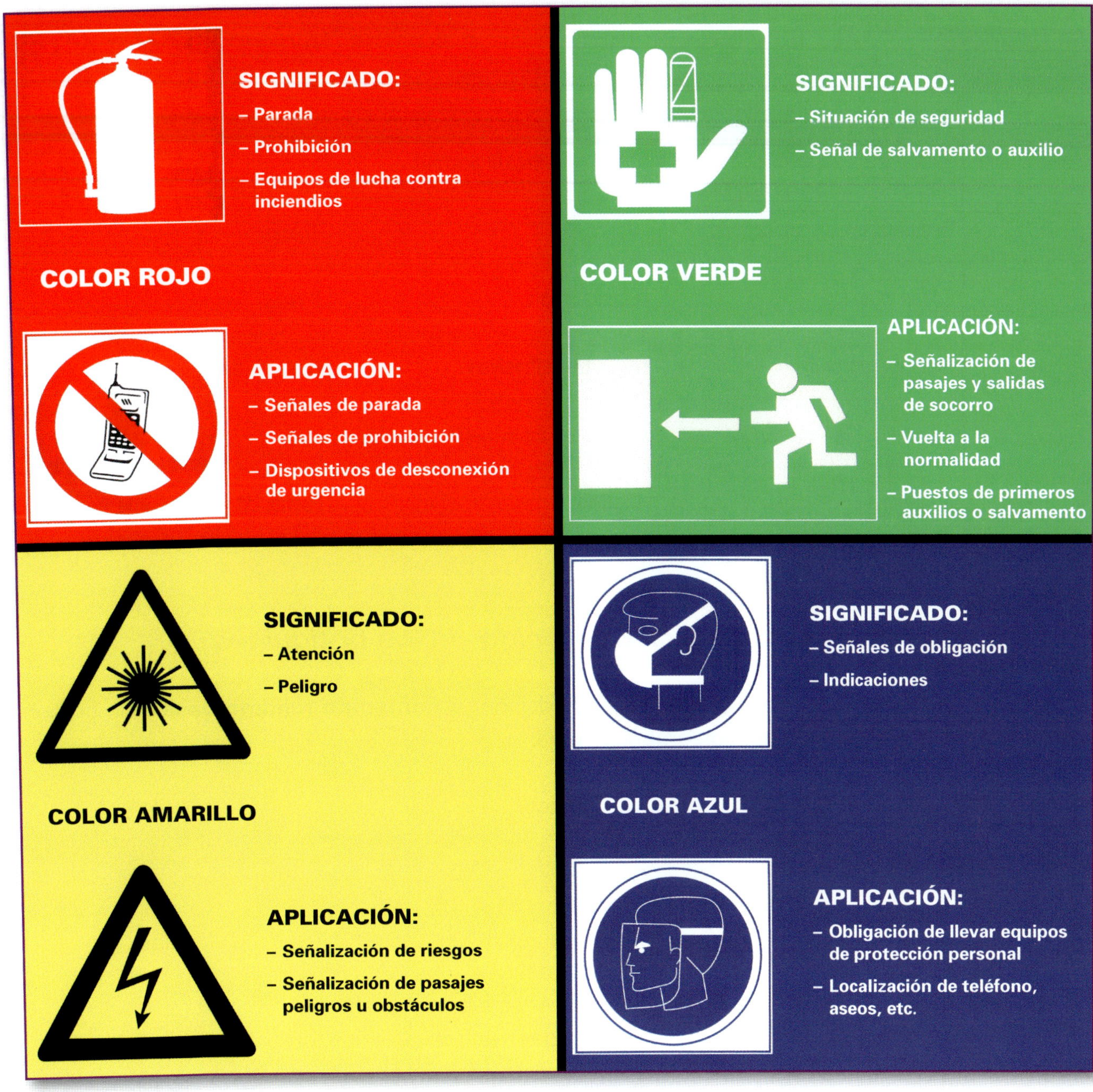
SIGNIFICADO:
– Parada
– Prohibición
– Equipos de lucha contra inciendios
COLOR ROJO
APLICACIÓN:
– Señales de parada
– Señales de prohibición
– Dispositivos de desconexión de urgencia
SIGNIFICADO:
– Situación de seguridad
– Señal de salvamento o auxilio
COLOR VERDE
APLICACIÓN:
– Señalización de pasajes y salidas de socorro
– Vuelta a la normalidad
– Puestos de primeros auxilios o salvamento
SIGNIFICADO:
– Atención
– Peligro
COLOR AMARILLO
APLICACIÓN:
– Señalización de riesgos
– Señalización de pasajes peligros u obstáculos
SIGNIFICADO:
– Señales de obligación
– Indicaciones
COLOR AZUL
APLICACIÓN:
– Obligación de llevar equipos de protección personal
– Localización de teléfono, aseos, etc.

Figura 31. *Señalización básica.*

6.5.1. *Consideraciones generales de los botiquines*

- Han de contener material de primeros auxilios y nada más.
- El contenido ha de estar ordenado.
- Se ha de reponer el material usado y verificar la fecha de caducidad.
- El contenido ha de estar acorde con el nivel de formación de socorrista (usuario).

TABLA 1 Material y locales de primeros auxilios. Mínimos exigidos en el Real Decreto 486/1997

Botiquín portátil		
Desinfectantes y antisépticos	Venda	Tijeras
Gasas estériles	Esparadrapo	Pinzas
Algodón hidrófilo	Apósitos adhesivos	Guantes desechables
Locales de primeros auxilios		
Botiquín	Camilla	Fuente de agua potable

6.5.2. *Contenido de los botiquines*

A modo de recomendación, el **contenido mínimo básico** de un botiquín de empresa sería:

- **Instrumental básico:**
  - Tijeras y pinzas.
- **Material de curas:**
  - 20 apósitos estériles adhesivos, en bolsas individuales.
  - 2 parches oculares.
  - 6 triángulos de vendaje provisional.
  - Gasas estériles de distintos tamaños, en bolsas individuales.
- **Material auxiliar:**
  - Guantes.
  - Manta termoaislante.
  - Mascarilla de reanimación cardiopulmonar.
- **Otros:**
  - Bolsas de hielo sintético.
  - Agua o solución salina al 0,9%, en contenedores cerrados desechables, si no existen fuentes lavaojos.
  - Toallitas limpiadoras sin alcohol si no se dispone de agua y jabón.
  - Bolsas de plástico para material de primeros auxilios usado o contaminado.

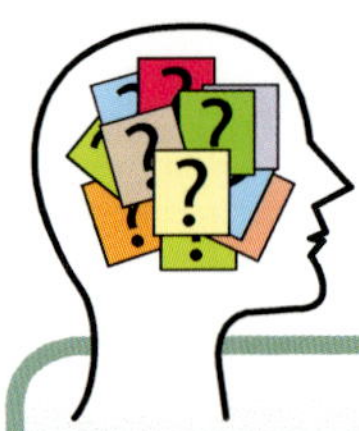

RECUERDA QUE

Los botiquines se deben controlar como mínimo una vez al mes para que estén siempre en perfecto estado.

Este contenido mínimo **ha de ampliarse siempre que existan riesgos particulares.** Se ha de calibrar la necesidad de disponer de una o varias camillas, de ciertas prendas de protección como delantales, batas, mascarillas, etc. Este material no debería estar en el botiquín de primeros auxilios, sino en otro lugar y siempre al cuidado de quien sepa usarlo.

No se deberían olvidar tampoco los "botiquines de viaje" en el caso de trabajadores cuya tarea se desarrolle fuera de la empresa.

6.6. Medios y equipos de protección individual

Los EPI son instrumentos que protegen al organismo del ataque de agentes dañinos para la salud. Suelen ser incómodos, por ello el usuario, en la mayoría de los casos, prefiere correr riesgos personales antes que sufrirlos. Sin embargo, en el balance entre comodidad y salud, siempre hay que decantarse por esta última.

Los EPI que siempre tienen que estar a disposición de los empleados en el laboratorio son (Figura 32):

- **EPI para protección cutánea:** botas, batas, gorros y guantes.
- **EPI para protección ojos:** gafas de seguridad.
- **EPI para protección respiratoria:** mascarillas.

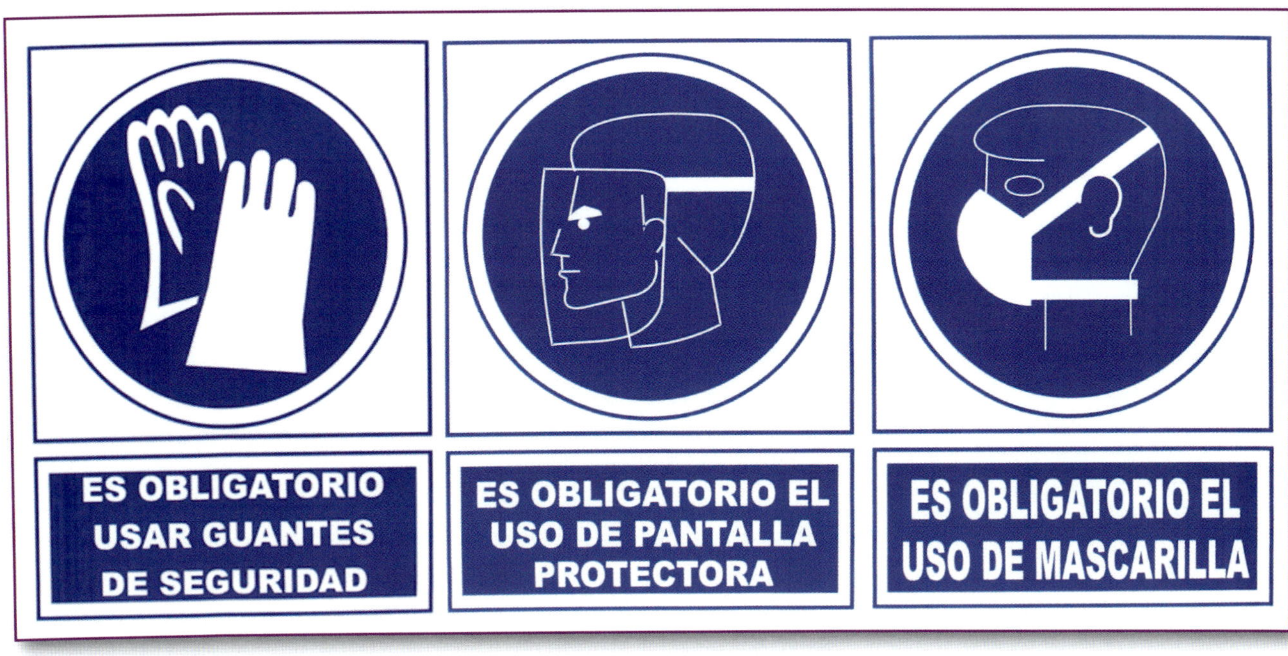
ES OBLIGATORIO USAR GUANTES DE SEGURIDAD
ES OBLIGATORIO EL USO DE PANTALLA PROTECTORA
ES OBLIGATORIO EL USO DE MASCARILLA

Figura 32. *Guantes, gafas y mascarilla.*

6.7. Prevención y protección colectiva

Debemos crear un **Plan de Emergencia** en caso de incendio para estar preparados y organizados para la evacuación del edificio.

Además, el laboratorio deberá tener duchas de seguridad, mantas ignífugas, extintores y neutralizadores.

6.8. Normativa reguladora de la gestión de residuos

Actualmente no existe ninguna ley para la regulación de los residuos generados en el laboratorio. No obstante, dentro del laboratorio deberemos **gestionar su reciclaje** mediante la separación de los mismos, según el tipo de residuo, en diferentes contenedores:

- Escayola y siliconas.
- Prótesis devueltas o que no han pasado el control de calidad.
- Pilas.
- Fluorescentes.
- Papel y cartón.
- Plásticos.

6.8.1. *Clasificación y almacenamiento de residuos*

Residuo es cualquier sustancia, objeto o materia del cual su poseedor se desprenda o tenga la intención u obligación de desprenderse.

Existen 3 grandes grupos de residuos: urbanos, radiactivos y peligrosos. En un laboratorio se generan residuos urbanos y peligrosos:

- **Urbanos:** son los generados en los domicilios, comercios, oficinas y servicios, que no se califican de peligrosos y que por su naturaleza y composición pueden asimilarse a los producidos en los anteriores lugares o actividades. Por ejemplo: escayola, siliconas, papeles, etc.
- **Peligrosos:** los residuos peligrosos que genera un laboratorio serían los procedentes de actividades de mantenimiento y servicios: fluorescentes, pilas, cartuchos y tóneres de impresora, aceites y material eléctrico (Figura 33).

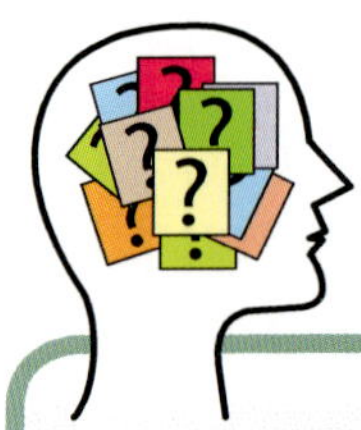

RECUERDA QUE

Aunque no haya leyes que regulen los residuos de los laboratorios de prótesis, ciertos residuos conviene llevarlos a un punto limpio.

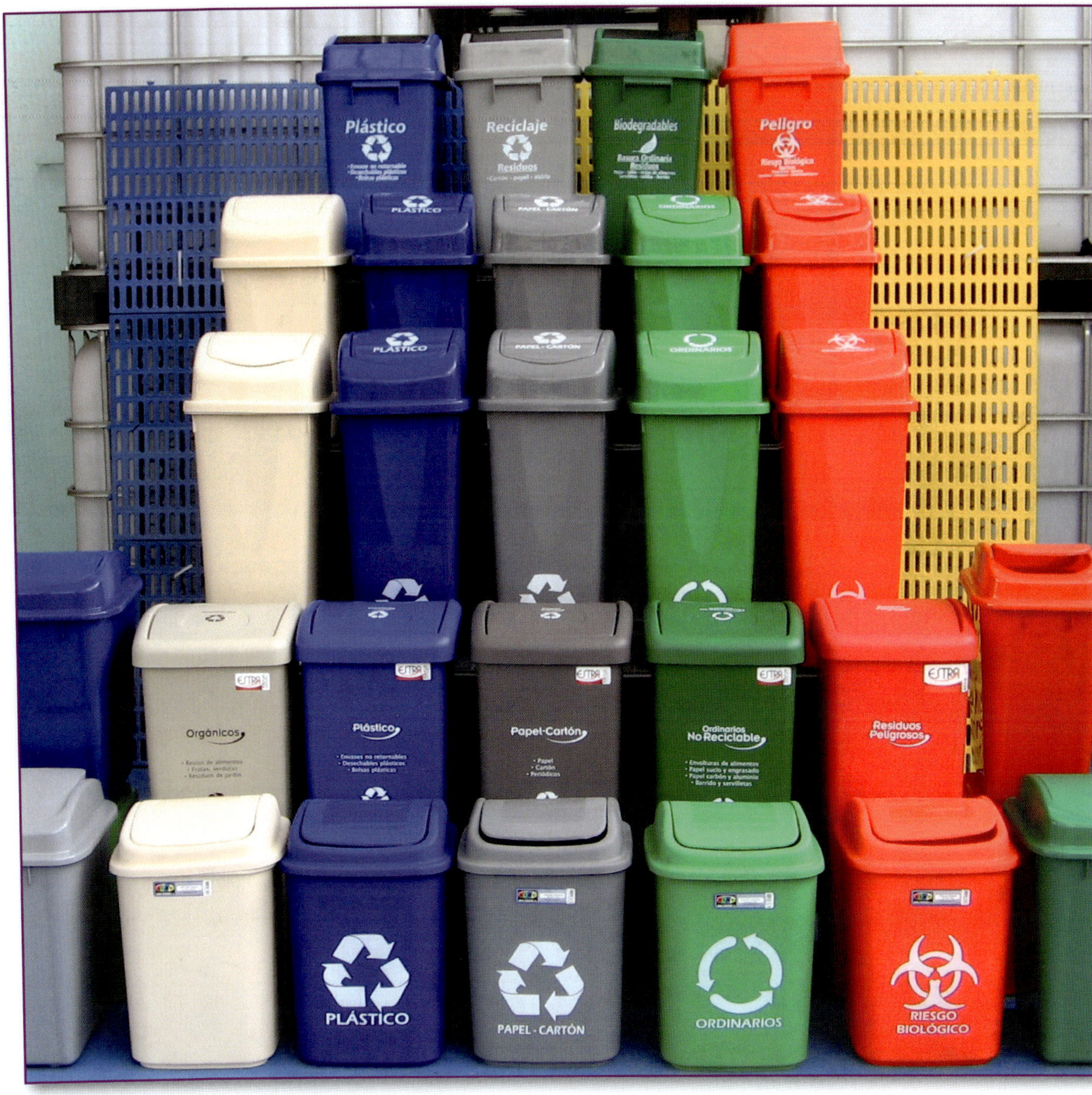

Figura 33. *Almacenamiento de residuos.*

En el laboratorio existen contenedores para el almacenamiento de estos residuos que posteriormente se entregarán en un **punto limpio.**

6.8.2. *Tratamiento y recogida*

- **Los residuos peligrosos** se llevarán al punto de recogida suministrado por la administración local.
- **Los residuos urbanos** se tirarán en los contenedores de basura para su retirada por la administración local.

Las manos deben lavarse, como mínimo, al inicio y al final de la jornada laboral, siempre que se quiten los guantes protectores y antes y después de ir al aseo.

6.8.3. *Cumplimiento de la normativa de protección ambiental*

Como hemos comentado anteriormente, no existe ninguna normativa específica de protección ambiental para laboratorios de prótesis dentales, pues sus residuos son de tipo urbano.

6.8.4. *Métodos y normas de orden y limpieza*

En todo laboratorio deben existir métodos y normas de orden y limpieza.

A continuación detallamos los **principales hábitos de higiene personal** dentro del laboratorio:

- Hay que utilizar **batas** o uniformes de trabajo.
- El **calzado** deberá ser **cómodo,** plano y cerrado.
- Las personas con **pelo** por debajo de la nuca deben llevarlo **recogido** (Figura 34).
- El uso de lentes de contacto es altamente desaconsejado. Lo correcto es **llevar gafas graduadas.**
- **Los ojos no deben frotarse** ni tocarse con las manos mientras se trabaja.
- **No se permiten objetos personales** como anillos, colgantes o pulseras que pudieran engancharse en la maquinaria.

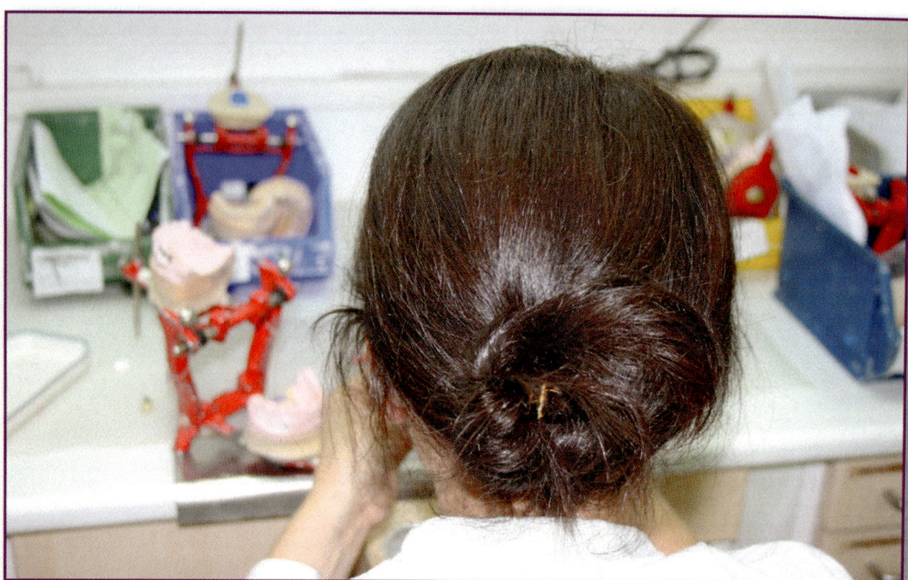

Figura 34. *Pelo recogido.*

- Está **prohibido comer, beber, fumar y chupar** el instrumental.
- **Se trabajará en grupo** y no aislado o fuera de la vista de otras personas.
- **Las manos deben lavarse** como mínimo, al inicio y al final de la jornada laboral, siempre que se quiten los guantes protectores, antes y después de ir al aseo, después de un posible contacto con sustancias irritantes, tóxicas o infecciosas. Para el secado de las manos deben utilizarse toallas de un solo uso.
- Deben emplearse **guantes** para impedir el contacto de la piel con los contaminantes así como mascarillas para evitar contaminación de las vías respiratorias.
- Las **mujeres en estado de gestación deberán recabar información** sobre los posibles efectos tóxicos para el feto provocados por sustancias químicas o biológicas.
- El laboratorio debe tener un **servicio de limpieza diario** de todas las zonas comunes y de trabajo. Por ejemplo: aseos, puestos de trabajo, suelos, maquinaria, muebles y enseres.
- En las zonas que no son de uso diario, cada laboratorio marcará la frecuencia de limpieza según sus necesidades.

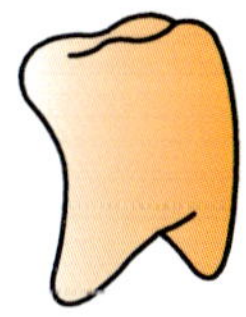

Todo laboratorio deberá tener un protocolo de orden y limpieza individual y general.

Todo laboratorio deberá tener un protocolo de orden y limpieza individual y general.

Individualmente se marcarán las normas de higiene y comportamiento dentro del laboratorio, así como el vestuario laboral. Dichas normas se entregarán a cada operario para su conocimiento.

6.8.5. Compromiso ético con los valores de conservación y defensa del patrimonio ambiental

Debido a que no existe una normativa de gestión de residuos específica para laboratorios, sí debemos aceptar un compromiso ético para la gestión de todos los residuos que asegure el patrimonio ambiental de la sociedad.

Para ello se seguirán las normas básicas para reciclaje de residuos urbanos y peligrosos y su retirada en los puntos asignados para tal fin.

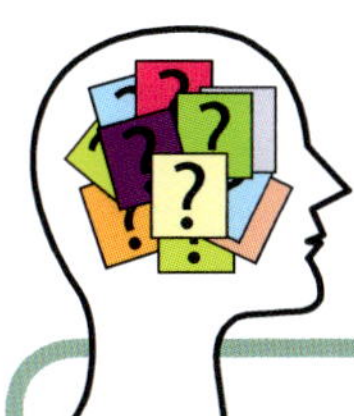

RECUERDA QUE

Por el bien del medio ambiente hay que reciclar diferenciando cada material.

6.8.6. *Gestión ambiental*

El laboratorio debe suministrar en los puestos que lo requieran sistemas de aspiración.

Es muy **importante ventilar correctamente** por las siguientes razones:

1. Para eliminar los contaminantes perjudiciales para la salud en el ambiente de trabajo.
2. Para impedir la presencia de gases o vapores inflamables que generen un riesgo de incendio.
3. Para hacer más confortable la estancia en el lugar de trabajo.

La ventilación puede ser:

- Por **dilución:** eliminación de un determinado volumen de aire intercambiándolo por aire nuevo. Este tipo de ventilación está indicado para sustancias poco tóxicas y en pequeñas cantidades.
- Por **extracción localizada de aire:** eliminación de grandes cantidades de aire contaminado, junto al foco de emisión del mismo, impidiendo que pasen al medio ambiente de trabajo. Indicado para humos, polvos y sustancias tóxicas.

7. PLAN DE REVISIONES Y MANTENIMIENTO

Todo laboratorio debería contar con un plan de **mantenimiento y revisión** de aquellas estructuras y medios que sufren un desgaste con el tiempo. Estos pueden ser muy variables y algunos se logran con igualas de mantenimiento con las diferentes compañías o empresas suministradoras.

Las principales estructuras a controlar son:

- Pinturas y recubrimientos.
- Iluminación.
- Líneas eléctricas.
- Gas y aire comprimido.
- Fontanería.
- Muebles con control de temperatura.
- Aires acondicionados y calefacción.
- Sistemas contra-incendios.

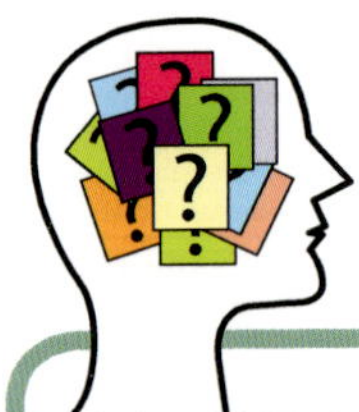

RECUERDA QUE

Un laboratorio mal iluminado provocará lesiones oculares. La utilización de luz apropiada según la legislación, así como de lentes de aumento apropiadas, es indispensable para el cuidado de la vista.

1. **Pinturas y recubrimientos.** Es necesario comprobar periódicamente la pintura y los recubrimientos, tanto de las paredes y suelos como de la maquinaria con riesgo de corrosión, ya que es la única manera de aumentar la durabilidad de estas.

2. **Iluminación.** Es muy importante que la iluminación del laboratorio sea la correcta (1.000 lux en la zona de trabajo, y de 500 lux en el resto del local).
   Todas las lámparas (incandescentes, fluorescentes y de bajo consumo) sufren un deterioro con el tiempo, el cual se puede controlar comprobando la cantidad de luz que emiten, pero es aconsejable el cambio una vez al año.

3. **Líneas eléctricas.** Es conveniente controlar enchufes y llaves cada cierto tiempo para evitar que haya sobrecalentamiento y cortocircuitos, así como comprobar que, con la adquisición de nueva maquinaria, no se sobrecarga la línea a la cual están enchufadas dichas máquinas (Figura 35).

RECUERDA QUE

Hay que conocer siempre el emplazamiento de los extintores y su funcionamiento. La empresa encargada del mantenimiento debe asegurarnos que cada extintor está dotado de los permisos pertinentes.

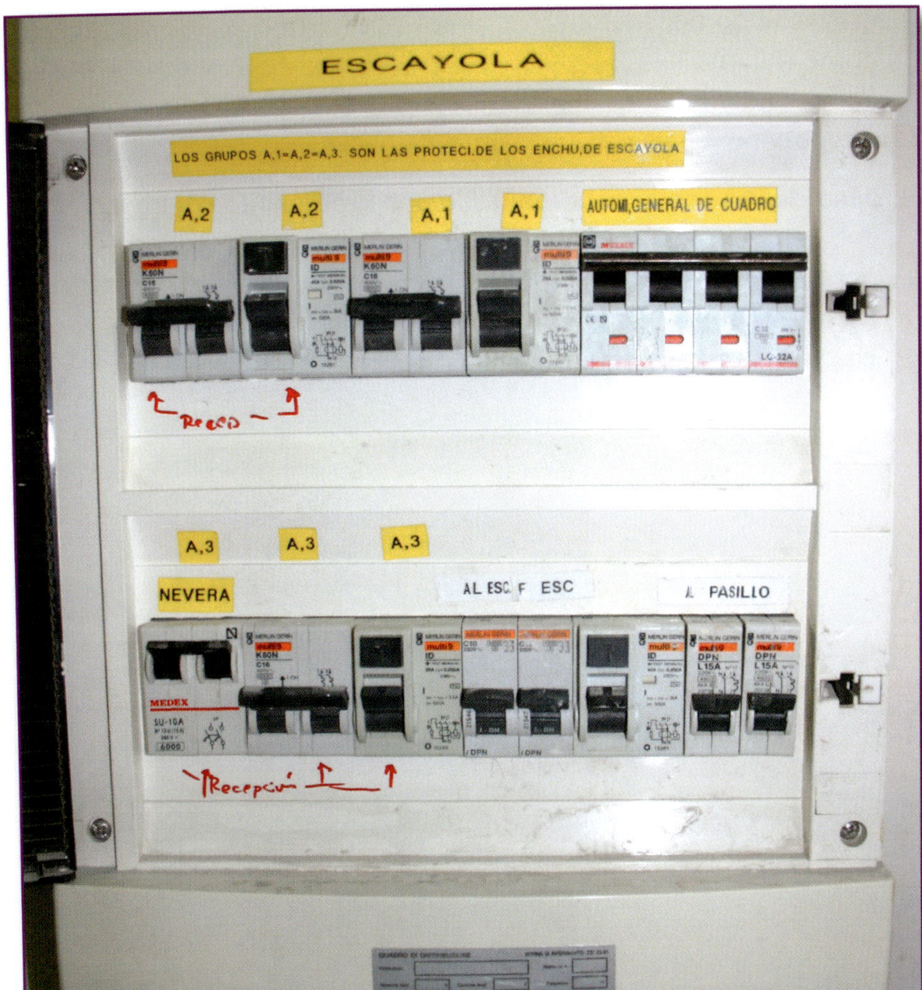

Figura 35. *Cuadro eléctrico.*

RECUERDA QUE

En los muebles frigoríficos y con control de temperatura está terminantemente prohibido almacenar comida.

4. **Gas.** Todas las instalaciones de gas requieren un mantenimiento que está regulado por la ley de hidrocarburos y será la empresa suministradora quien lo controle y sancione si no se cumple la normativa tanto de seguridad de instalación como de caducidad de los elementos de canalización del gas.
5. **Aire comprimido.** El aire comprimido debe tener un control para evitar pérdidas de presión y sobrecalentamiento de los compresores.
6. **Fontanería.** Toda la fontanería debe tener un control para evitar fugas y atascos en las cañerías del desagüe.
7. **Muebles con control de temperatura.** Es muy importante controlar los muebles en los cuales se almacenan productos con control de temperatura, ya que un mal ajuste puede estropear los productos almacenados.
8. **Aire acondicionado y calefacción** (Figura 36). El aire acondicionado se debe revisar periódicamente, ya que debido a la acumulación de polvo en algunas zonas del laboratorio los filtros se ensucian, siendo necesaria su limpieza por lo menos una vez al mes, como mínimo.
   Los radiadores de calefacción deben controlarse por lo menos una vez por año.
9. **Medidas contra incendios.** Todo el equipamiento contra incendios debe cumplir con unas normas de mantenimiento muy aconsejables por la empresa especializada, la cual se encargará de controlar que todos los equipos cuentan con la presión y material necesario en caso de incendio (Figura 37).

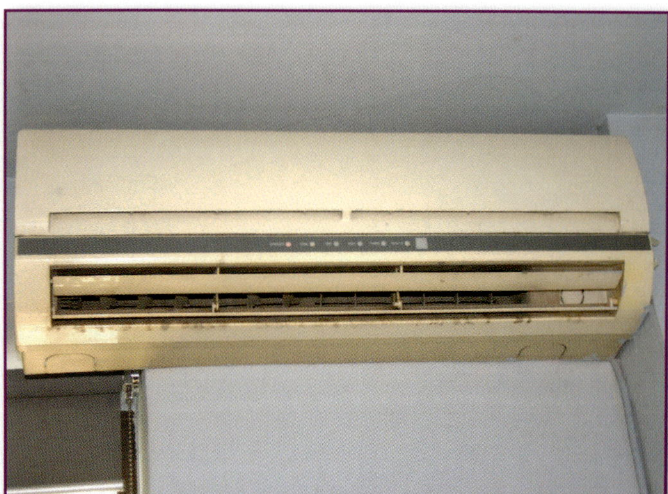

Figura 36. *Aire acondicionado.*

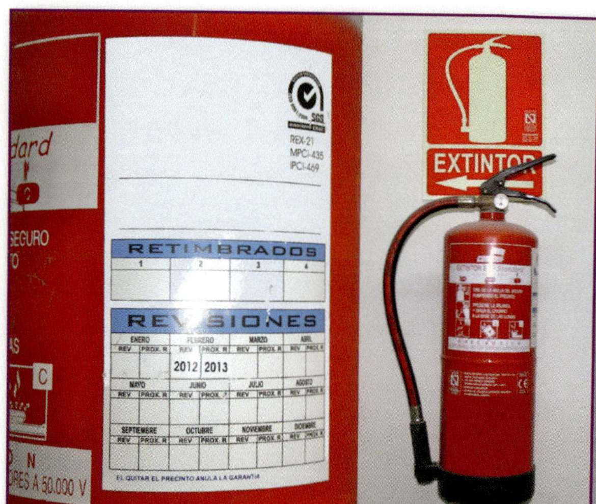

Figura 37. *Extintor.*

RESUMEN

- ✓ Tenemos que tener en cuenta que todos los departamentos y algunas instalaciones (como escayola, colados, etc.) deben estar separadas por tabiques o mamparas, diferenciando unas de otras, con el fin de **delimitar su área de trabajo real para controlar la contaminación que unas zonas pueden producir a otras** (virutas, polvo, etc.).
- ✓ El responsable técnico debe conocer y **aplicar la legislación vigente** respecto a lo mercantil, fiscal, laboral y, sobre todo, en lo referente a los reales decretos sanitarios.
- ✓ El responsable de seguridad e higiene en el trabajo, que bien puede ser el dueño o una persona designada por él, debe **conocer el reglamento, cumplirlo y hacer que lo cumpla todo el personal.**
- ✓ Para garantizar la correcta fabricación de las prótesis, los laboratorios dentales deben estar dotados de la **maquinaria y herramientas específicas** para cada especialidad.
- ✓ No olvides que existe mucha variedad de materiales y cada uno de ellos deberá mantenerse, según las indicaciones del fabricante, en un lugar con la luz, temperatura y ventilación adecuados.

GLOSARIO

Dato de carácter personal: cualquier información referida a personas físicas (no jurídicas) identificadas o identificables.

Equipo de protección individual (EPI): instrumentos que protegen al organismo del ataque de agentes dañinos para la salud.

Ficheros: bases de datos que recogen, de forma organizada, los datos de carácter personal que tienen cierta relación entre sí.

***Leasing* o arrendamiento financiero:** es un contrato consistente en el alquiler de un bien a través de un intermediario (generalmente un banco) por un tiempo determinado. Al terminar el tiempo establecido se tiene derecho a compra del bien por un valor pactado previamente.

Material fungible: material que se consume con el uso.

Producto a medida: producto sanitario fabricado específicamente según la prescripción escrita de un facultativo especialista y que se destina únicamente a un paciente determinado.

Producto sanitario: instrumento, dispositivo, equipo material o artículo destinado a ser utilizado en seres humanos con fines de diagnóstico, prevención, control, tratamiento o alivio de una enfermedad.

Protésico dental: persona titulada en formación profesional que diseña, prepara, elabora, fabrica y repara las prótesis dentales mediante la utilización de productos, materiales, técnicas y procedimientos conforme a las indicaciones y prescripciones de los médicos estomatólogos u odontólogos.

Renting: contrato de alquiler de tiempo determinado en el que empresas especializadas alquilan bienes, como por ejemplo maquinaria.

Residuo: cualquier sustancia, objeto o materia del cual su poseedor se desprende o tiene intención u obligación de desprenderse.

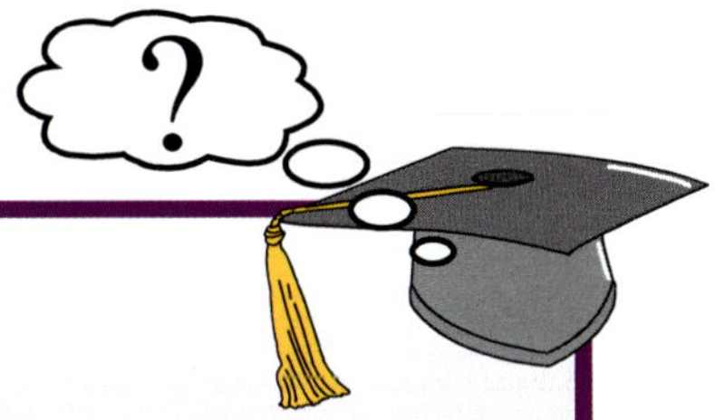

EJERCICIOS

- **E1. Realiza un protocolo ficticio de actuación para solicitar la apertura de un laboratorio de prótesis dental: solicitud, documentación, etc.**

- **E2. Crea el plano de un laboratorio con la colocación de puestos de trabajo, así como la ubicación de la maquinaria necesaria.**

- **E3. Enumera los elementos de seguridad e higiene de un laboratorio dental.**

- **E4. ¿Cómo se llama el almacén donde se adquieren los productos para fabricar las prótesis dentales?**

- **E5. ¿Quién dicta las normas de seguridad e higiene en el trabajo?**

- **E6. ¿Quién es el responsable de cumplir y hacer cumplir las normas de seguridad e higiene en el trabajo?**

- **E7. ¿Podemos fabricar prótesis dentales en nuestra casa o en cualquier sitio?**

EVALÚATE TÚ MISMO

1. ¿Quién puede dirigir un laboratorio de fabricación de prótesis dentales?:

- ❑ a) Un titulado superior.
- ❑ b) Un economista.
- ❑ c) Un odontólogo.
- ❑ d) Un técnico titulado en Prótesis Dental.

2. ¿Quién puede solicitar la fabricación de una prótesis?:

- ❑ a) Un protésico dental.
- ❑ b) Un paciente portador de prótesis.
- ❑ c) Una aseguradora.
- ❑ d) Un facultativo especializado.

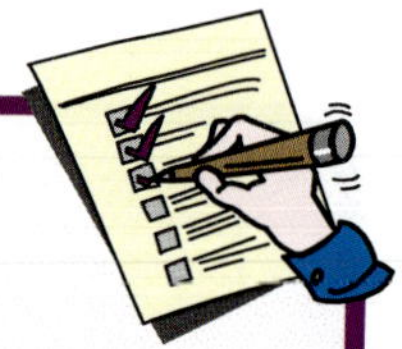

3. ¿Cuántos años se debe guardar la documentación de la prótesis por el fabricante?:

- ❑ a) 1 año.
- ❑ b) 3 años.
- ❑ c) 5 años.
- ❑ d) 10 años.

4. Dentro de un local que fabrique prótesis dentales, ¿qué otro negocio se puede montar?:

- ❑ a) Una clínica dental.
- ❑ b) Una oficina de mensajería.
- ❑ c) Ninguno.
- ❑ d) Un depósito dental.

5. ¿Cuánto tiempo podemos tener en *stock* un material para la fabricación de prótesis?:

- ❑ a) 1 año.
- ❑ b) 6 meses.
- ❑ c) Según la fecha de caducidad.
- ❑ d) Hasta que lo utilicemos.

6. ¿Dónde se debe colocar la pegatina de información de riesgo en una máquina?:

- ❑ a) En un lateral.
- ❑ b) En la parte anterior.
- ❑ c) A la vista.
- ❑ d) No es necesaria.

7. ¿Cada cuánto tiempo hay que revisar los extractores?:

- ❑ a) Nunca.
- ❑ b) Todos los años.
- ❑ c) Cada dos años.
- ❑ d) Todos los días.

8. ¿Qué es el aire comprimido?:

- ❑ a) El aire que entra de la calle.
- ❑ b) El aire acondicionado.
- ❑ c) El aire que provee un compresor.
- ❑ d) No existe.

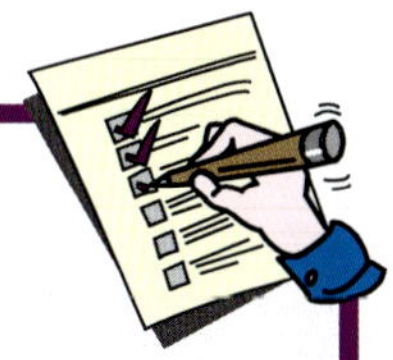

9. ¿Qué es la dilución?:

- ❑ a) Es una sustancia tóxica.
- ❑ b) Es un monómero.
- ❑ c) Es la renovación de aire sucio por limpio.
- ❑ d) Es una línea eléctrica.

10. El vestuario de trabajo es...

- ❑ a) Cualquiera.
- ❑ b) Uno específico por laboratorio.
- ❑ c) Solo zapatos especiales.
- ❑ d) El que nos indique el Ministerio de Sanidad.

11. ¿Qué es un residuo?:

- ❑ a) Materiales en proceso de producción.
- ❑ b) Materiales almacenados.
- ❑ c) Solo escayola.
- ❑ d) Todos los materiales o sustancias de las que nos tengamos que desprender.

12. ¿Qué tiene que tener el botiquín de la empresa?:

- ❑ a) Toda clase de analgésicos.
- ❑ b) Varios medicamentos y antibióticos.
- ❑ c) Solo material para curas básicas.
- ❑ d) No hay que tener botiquín.

13. ¿Qué regula el Real Decreto 414/1996, de 1 de marzo?:

- ❑ a) La Ley de Protección de Datos.
- ❑ b) Las certificaciones y habilitaciones para el ejercicio profesional.
- ❑ c) No existe.
- ❑ d) Las condiciones que debe reunir un producto sanitario.

14. ¿Qué es la Declaración de Conformidad?:

- ❑ a) La que pacta el dueño del laboratorio con el personal.
- ❑ b) La que nos da la comunidad autónoma.
- ❑ c) La que firma el laboratorio con el odontólogo o dentista por cada trabajo.
- ❑ d) Es la licencia de apertura.

15. ¿Qué decreto es el que nos muestra la situación de riesgo?:

- ❑ a) El Real Decreto 1687/2011.
- ❑ b) El Real Decreto 887/2011.
- ❑ c) La Ley 31/1995.
- ❑ d) La impone la empresa.

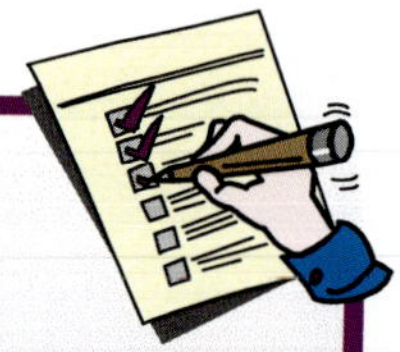

16. Para la apertura de un laboratorio, ¿cuántas medidas mínimas son necesarias?:

- ❑ a) Una.
- ❑ b) Ninguna.
- ❑ c) Nueve.
- ❑ d) Veinticuatro.

17. La iluminación del laboratorio es…

- ❑ a) La que podamos poner.
- ❑ b) 500 Lux en las mesas de trabajo.
- ❑ c) 1.000 Lux en las mesas de trabajo.
- ❑ d) La que nos permita el ayuntamiento.

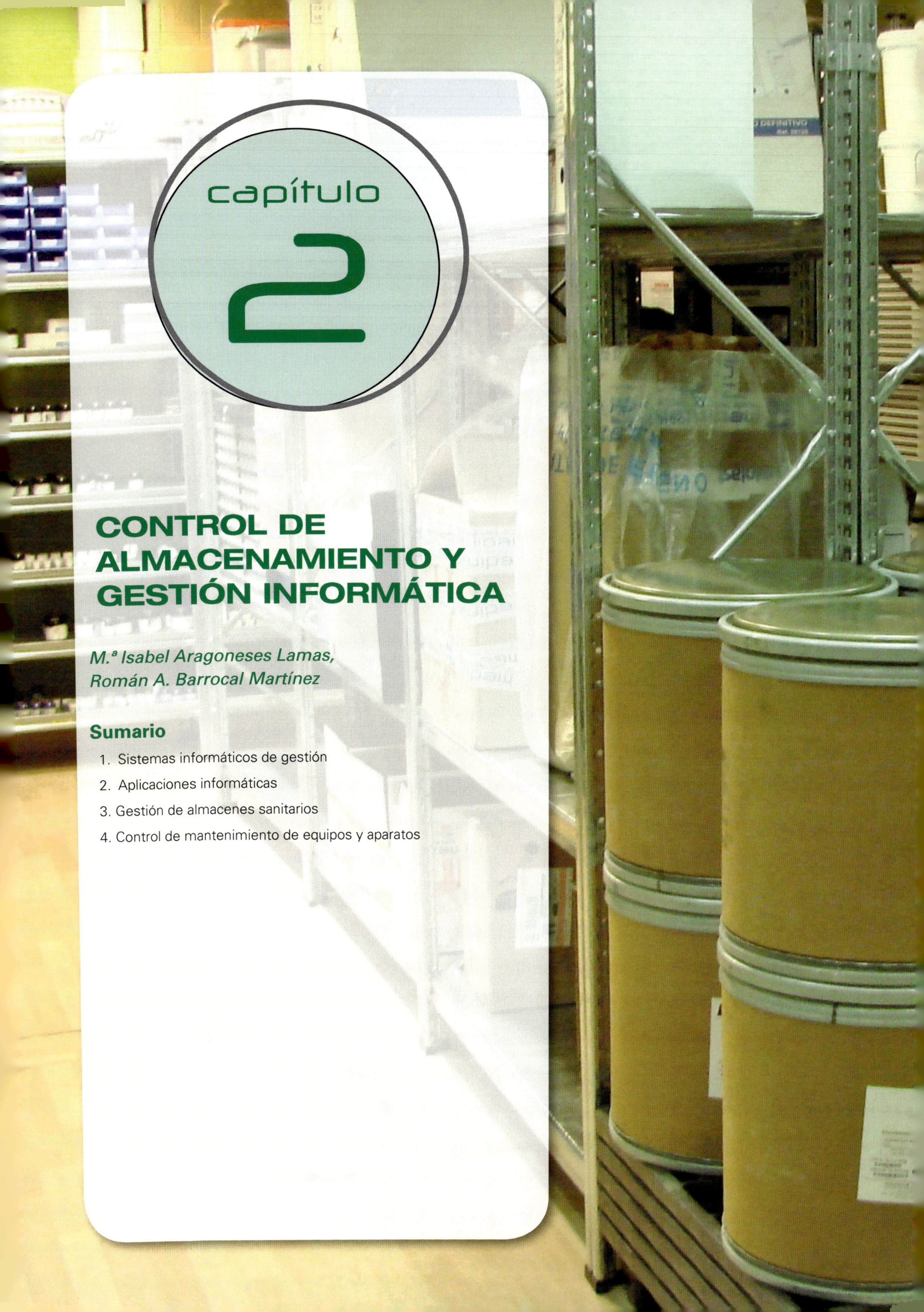

capítulo

2

CONTROL DE ALMACENAMIENTO Y GESTIÓN INFORMÁTICA

M.ª Isabel Aragoneses Lamas,
Román A. Barrocal Martínez

Sumario

1. Sistemas informáticos de gestión
2. Aplicaciones informáticas
3. Gestión de almacenes sanitarios
4. Control de mantenimiento de equipos y aparatos

En cualquier laboratorio, para tener una **buena gestión** general son necesarios una **aplicación informática** y un buen **sistema de almacenamiento.**

Con la aplicación informática podremos controlar el estado de todos los trabajos que están en el laboratorio, así como el *stock* de existencias, pero no podremos garantizar el estado de los productos de almacén si no contamos con un sistema de almacenamiento adecuado.

Tanto una mala gestión del almacén como un mal sistema de almacenamiento pueden parar el funcionamiento del laboratorio, bien por falta de existencias de los productos o por deterioro o mala conservación de los mismos.

1. SISTEMAS INFORMÁTICOS DE GESTIÓN

Un sistema informático de gestión está formado tanto por el equipo (ordenador, teclado, monitor, impresora, ratón, etc.) como por la aplicación informática; son totalmente necesarios para poder llevar una gestión rápida y eficaz. Con él conseguiremos controlar tanto los ingresos como los gastos y así obtener el máximo rendimiento con el menor coste, que al final es el objetivo de cualquier negocio.

Con una buena aplicación informática podremos controlar el estado de todos los trabajos que están en el laboratorio, así como el stock de existencias, pero no podremos garantizar el estado de los productos de almacén si no contamos con un sistema de almacenamiento adecuado.

2. APLICACIONES INFORMÁTICAS

Actualmente existen muchas aplicaciones informáticas especializadas en laboratorios.

Debemos elegir **la que mejor se adapte a las necesidades del laboratorio,** que sea sencilla de usar, que tenga buena visualización y, sobre todo, que sea rápida.

Debe **permitir controlar los departamentos y los siguientes datos:** ficheros maestros, recepción, fabricación, facturación, almacén y, si es posible, contabilidad.

- **Ficheros maestros:** clientes, proveedores, trabajadores, fases, tipos de trabajo, materiales y tarifas.
- **Recepción:** asignación automática de número de trabajo.
- **Registro de todos los datos necesarios:** fecha de entrega, fecha de recepción, número de cliente, materiales enviados, nombre del paciente, edad, sexo, color, metal, descripción del trabajo, enfermedades infecciosas y odontograma (Figura 1).

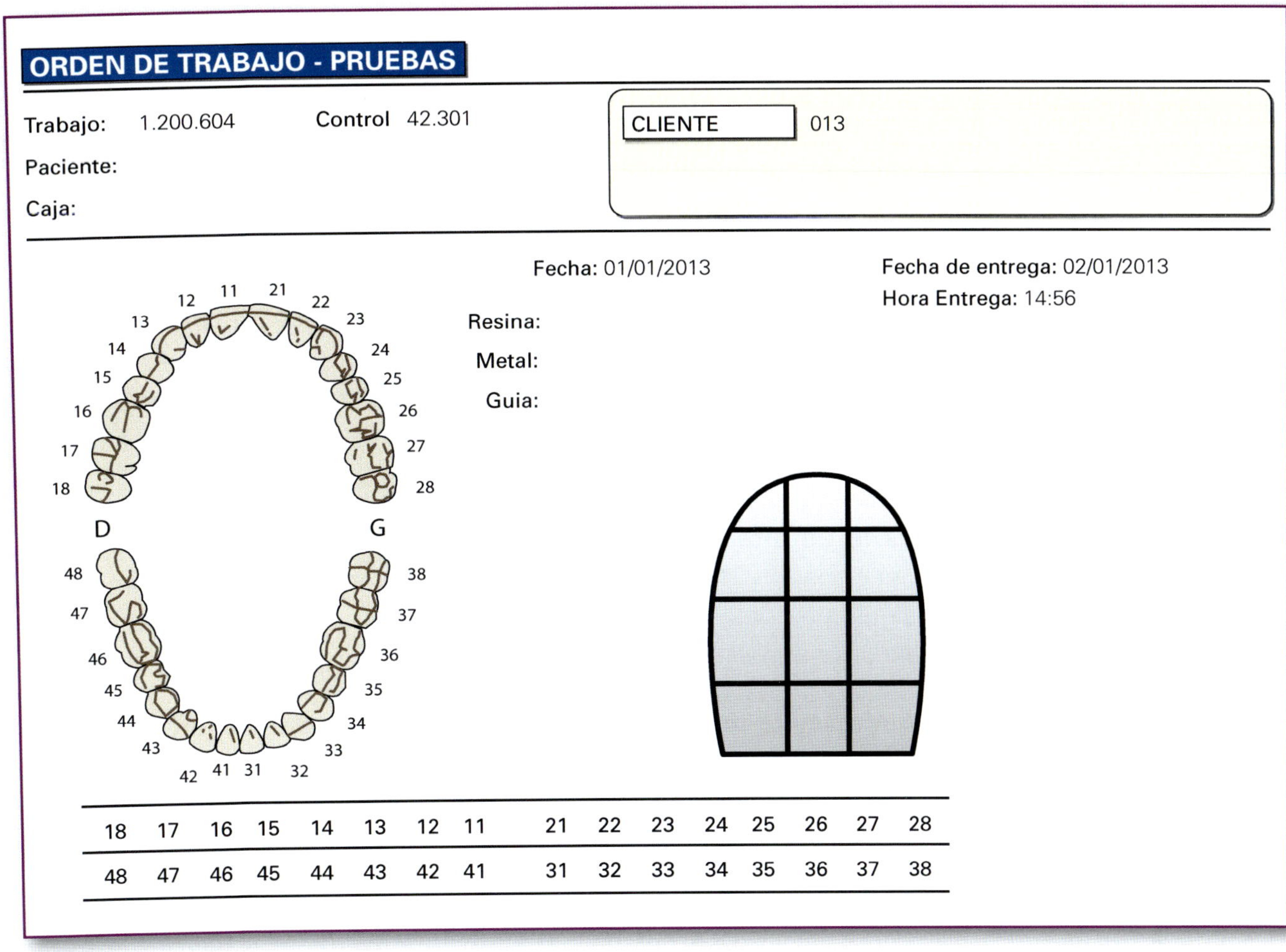

ORDEN DE TRABAJO - PRUEBAS

Trabajo: 1.200.604 Control 42.301

Paciente:

Caja:

CLIENTE 013

Fecha: 01/01/2013

Fecha de entrega: 02/01/2013

Hora Entrega: 14:56

Resina:

Metal:

Guia:

D G

18	17	16	15	14	13	12	11	21	22	23	24	25	26	27	28
48	47	46	45	44	43	42	41	31	32	33	34	35	36	37	38

Figura 1. *Odontograma.*

- **Fabricación:** planificación asignando los números de operarios que van a fabricar el trabajo, con la fecha y hora de terminación.
- **Facturación:** confección de albaranes y facturas.
- **Almacén:** entrada de materiales, salidas de materiales, inventarios y control del número de lote.
- **Contabilidad:** si tiene esta posibilidad en el programa, se podrán enlazar las facturaciones y así nos evitaremos tener otra aplicación informática diferente.

La aplicación debe ser dinámica, porque nuestras necesidades van cambiando y la aplicación debe adaptarse a las mismas.

Además tiene que ser muy flexible a la hora de obtener información porque así podremos configurar los listados en función de los datos que deseamos obtener.

La aplicación debe ser dinámica porque nuestras necesidades van cambiando y la aplicación debe adaptarse a las mismas.

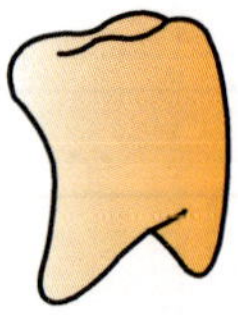

Como mínimo se deberá hacer un inventario una vez al año para reajustar las existencias reales a las que indica el programa informático.

3. GESTIÓN DE ALMACENES SANITARIOS

La aplicación informática debe permitirnos **controlar las existencias de almacén** mediante la entrada de las compras y salidas de materiales; de esta forma sabremos en cualquier momento cuál es el *stock* real y su valor económico.

Además, debe **gestionar el control de los números de lote de los productos** utilizados que van en la prótesis final y que estarán en contacto directo con el paciente, por ejemplo: cerámicas, dientes, metales, implantes, resinas y ataches. Este control debe permitirnos saber en qué trabajos ha sido utilizado un número de lote determinado.

Cada albarán o factura de compra de cualquier material **hay que darle de alta (entrada) en la aplicación informática** una vez inspeccionado y dado el visto bueno. La entrada es dejar registrados los siguientes datos: fecha del albarán o factura, número, proveedor, material, cantidad y precio.

Cada salida de material debe estar justificada con un albarán de venta al cliente o con un albarán interno de salida de almacén. La salida dejará registrado los siguientes datos: número de cliente u operario o departamento, fecha, material, cantidad, precio y número de lote si es necesario.

Como mínimo se deberá hacer un **inventario una vez al año** para reajustar las existencias reales a las que indica el programa informático. Para ello, obtendremos un listado de existencias y contaremos la cantidad que existe realmente en el almacén de cada producto. En caso de desajuste, se deberá realizar un albarán de salida de almacén cuando tengamos más materiales en el programa de gestión que en el almacén, o bien una compra ficticia si tenemos más materiales en el almacén de los que figuran en la aplicación informática.

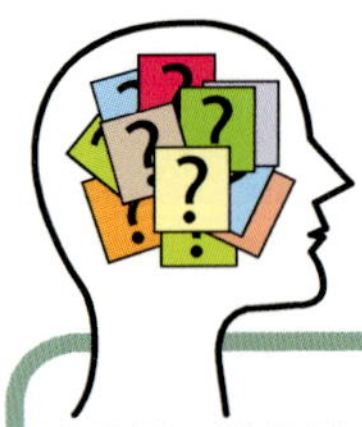

RECUERDA QUE

Unos buenos conocimientos de gestión informática nos ayudarán a rentabilizar el laboratorio y podremos informar a los clientes de los nuevos materiales y sistemas.

3.1. Sistemas de almacenamiento

Se dividirán todos los materiales en diferentes familias para su clasificación y se creará un **registro de materiales** que son imprescindibles para el funcionamiento del laboratorio que nos garantice el mantenimiento de un *stock* mínimo de dichos materiales, para no tener que parar la fabricación por falta de los mismos.

Para poder almacenar correctamente todos los materiales, primero los clasificaremos en familias y después se identificarán las zonas del almacén donde se guardará cada familia para garantizar la conservación de los mismos (Figura 2).

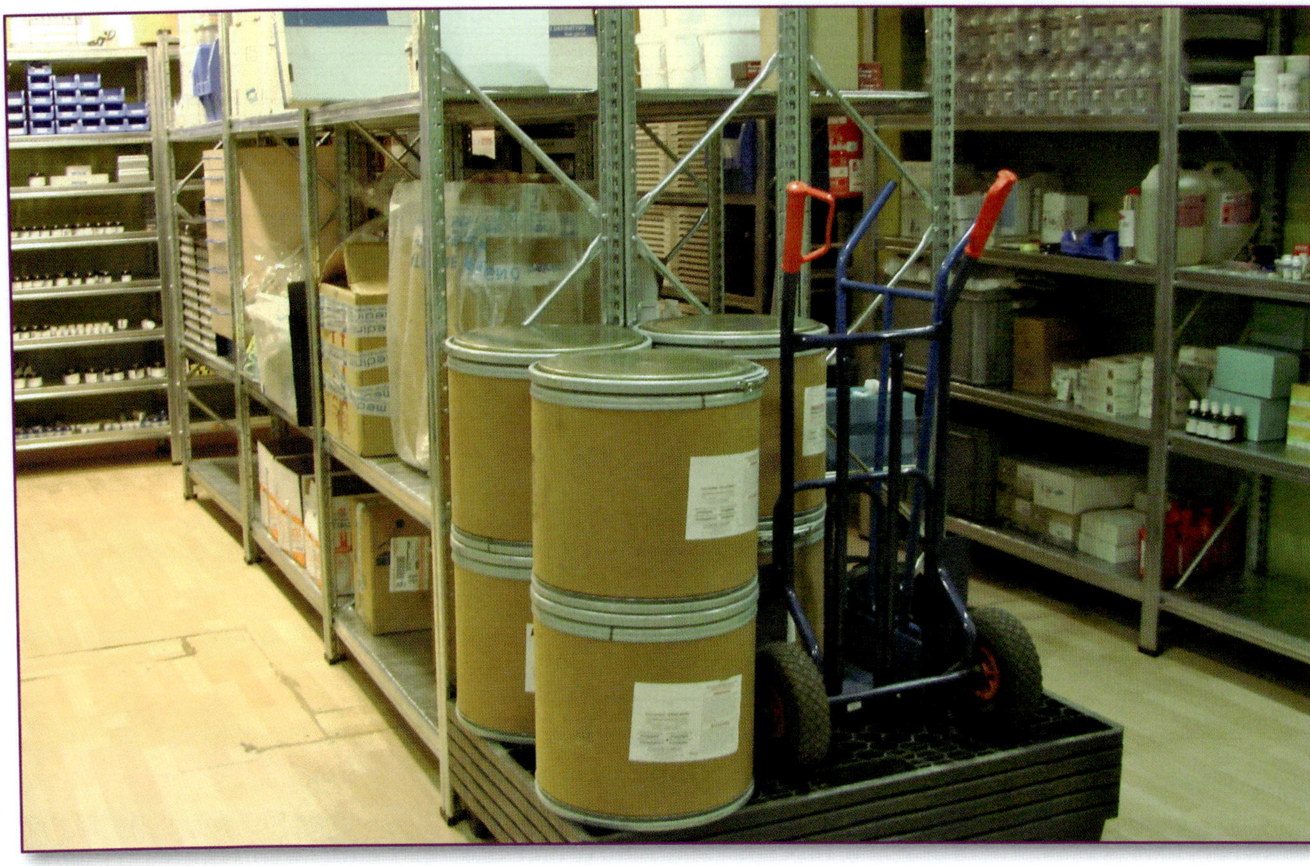

Figura 2. *Almacén.*

Familias de materiales:

- Ataches, fresas, discos diamantados y aditamentos de implantes.
- Cerámicas.
- Ceras.
- Dientes.
- Metales y soldaduras.
- Resinas y líquidos.
- Yesos.
- Revestimientos y líquidos.
- Material para duplicar (siliconas, alginato) y pasta pulidora.
- Discos y gomas pulidoras.
- Crisoles.
- Articuladores y complementos.

Se deberán identificar aquellos materiales que son imprescindibles para la fabricación diaria, pues su falta de stock pararía la producción. Hay materiales que son de uso diario y la falta del mismo perjudicaría el proceso de trabajo y el retraso en la entrega al cliente.

RECUERDA QUE

La informática aplicada al almacén nos proporcionará control tanto del coste medio como de la necesidad de estocaje de cada producto.

- Pins y sierras.
- Líquidos de metal, porcelana y resina.
- Material de droguería: varios.

A partir de este momento, **distribuiremos las familias en las zonas más apropiadas para su conservación** o control, ya que no es lo mismo un metal precioso que un crisol, o un juego de dientes que un líquido.

También se recomienda colocar los materiales dentro del almacén con un criterio que ayude a su localización de una forma rápida. Por ejemplo, adjudicar cada familia a un color, por orden alfabético, etc.

Debemos proveer al almacén de una zona de materiales que no cumplen todos los requisitos, defectuosos o caducados, para que en el caso de detectar alguno, lo tengamos localizado y apartado hasta tomar una decisión sobre su destino.

También se deberán **identificar aquellos materiales que son imprescindibles para la fabricación diaria,** pues su falta de *stock* pararía la producción y así, de esta forma, siempre que entreguemos dicho material sabremos si tenemos que reponer inmediatamente para mantener el *stock* mínimo. Su identificación puede ser de muchas maneras, por ejemplo con una pegatina roja.

Existen materiales que requieren unas condiciones ambientales adecuadas para su conservación y otros no. Además, hay materiales que por su alto valor económico requieren de un almacenamiento y control especial para su custodia.

3.2. Almacenamiento, conservación y custodia

Existen materiales que requieren unas condiciones ambientales adecuadas para su conservación y otros que no. Además, hay materiales que por su alto valor económico requieren de un almacenamiento y control especial para su custodia. A continuación detallaremos, según las familias, cuál serían las condiciones óptimas de conservación, almacenamiento y custodia.

3.2.1. Ataches, fresas, discos diamantados y aditamentos de implantes

No requieren **ninguna conservación especial,** pero por su alto valor económico, en algunos casos se recomienda almacenarlos en un lugar donde solo tenga acceso el responsable de almacén.

Todos estos materiales, debido a su diversidad de tipos, se recomienda almacenarlos por **orden alfabético según su denominación** o por cualquier otro criterio que nos ayude a su rápida localización. En el embalaje o en el sitio donde se guarden debe estar indicada la referencia de cobro al cliente o la referencia de almacén para la salida del mismo.

www.unidesa-odi.com

3.2.2. Cerámicas

La cerámica no requiere **ningún cuidado específico,** solo debe estar en lugar seco. **No tiene fecha de caducidad** (Figura 3).

En el laboratorio se trabaja con diferentes tipos de cerámica. Cada clase de cerámica estará colocada individualmente y ordenada por incisales, dentinas, modificadores, etc.

La cerámica es un material imprescindible. Siempre se debería tener en el almacén, como mínimo, un bote de los principales colores: A2, A3 y A3,5.

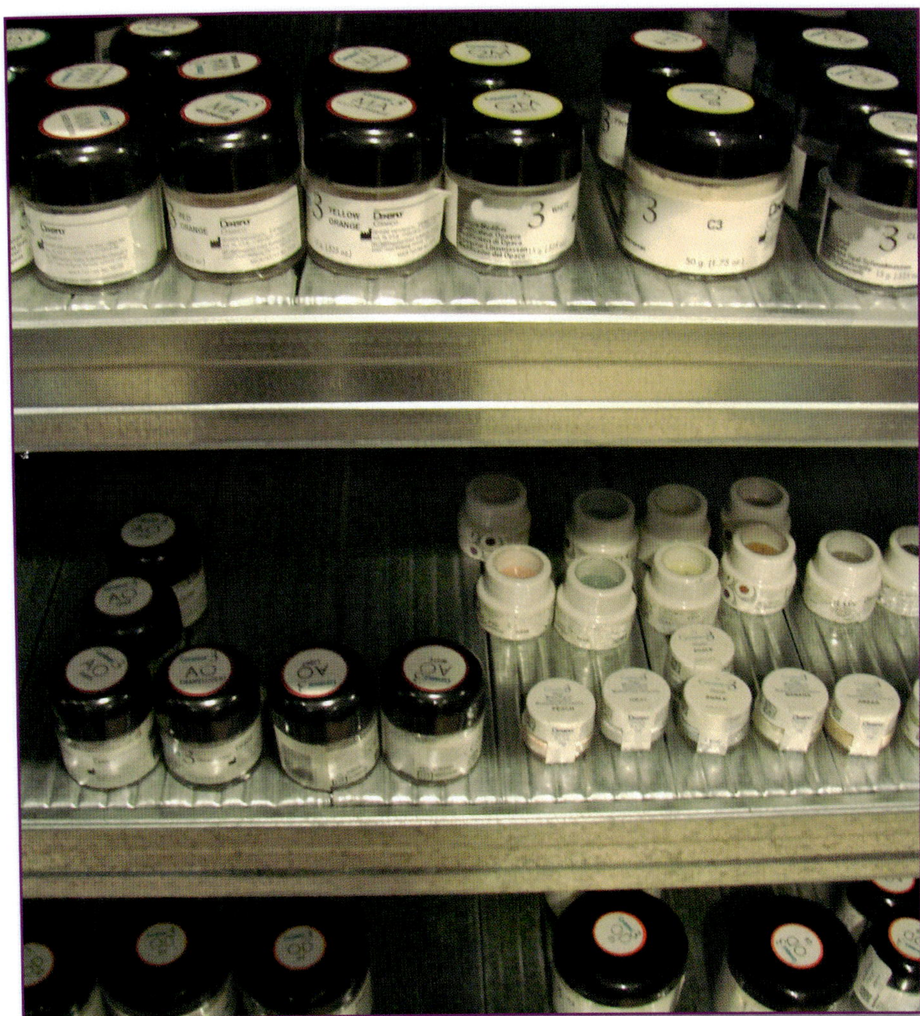

Figura 3. *Cerámica almacenada.*

RECUERDA QUE

Debemos tener prevención en los meses de verano con las ceras almacenadas, por lo que el correcto almacenaje es el resultado del éxito de nuestro trabajo.

3.2.3. *Ceras*

Las ceras requieren un **lugar fresco y seco** para su conservación. **No tienen fecha de caducidad** y se colocarán según su utilidad.

3.2.4. *Dientes*

Se recomienda guardarlos en el mismo departamento de resina por su uso frecuente y se almacenarán en **diferentes armarios según colores, formas y marcas. No requieren nada especial. No caducan.**

Los dientes sí son un material imprescindible, por lo que debe mantenerse un *stock* mínimo fijo (Figura 4).

3.2.5. *Metales y soldaduras*

Por su alto valor económico, se recomienda almacenar los metales preciosos en un lugar donde solo tenga acceso el responsable de almacén. **No requieren nada especial** para su conservación y **no caducan.** En el caso de metales preciosos o semipreciosos se llevará un control exhaustivo de su utilización, utilizando un registro de salida individual de cada trabajo para que no se pierda ningún gramo.

Son un material imprescindible, por lo que debe mantenerse un *stock* mínimo fijo.

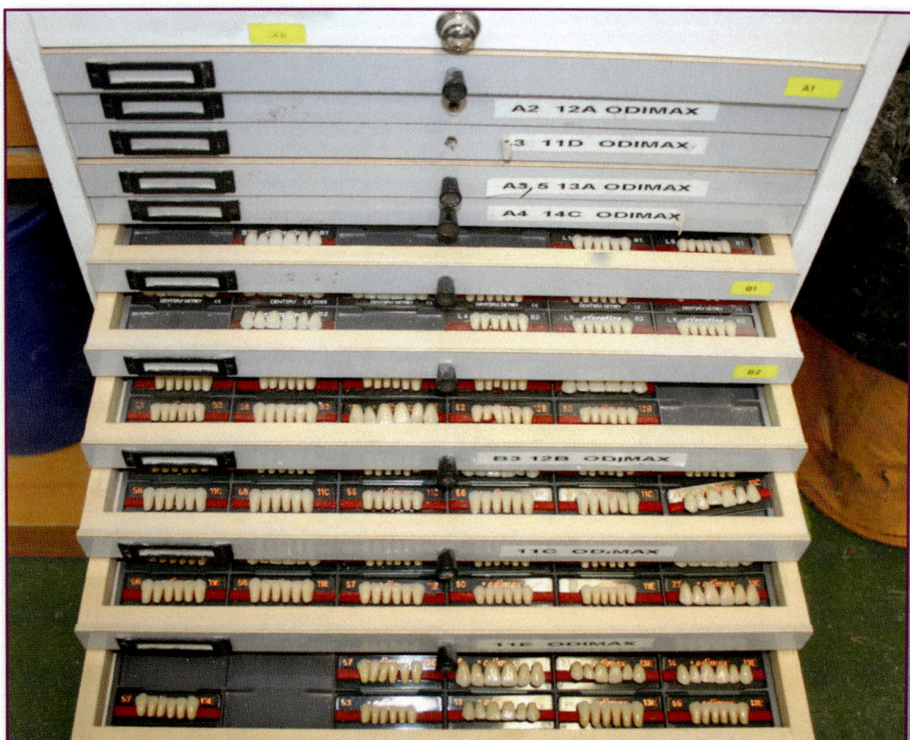

Figura 4. *Mueble de dientes.*

3.2.6. *Resinas y líquidos*

Las resinas y sus líquidos se guardarán en un **lugar fresco y seco** (Figura 5). Se debe **controlar la caducidad** cuando se compra.

Son un material imprescindible, por lo que debe mantenerse un *stock* mínimo fijo.

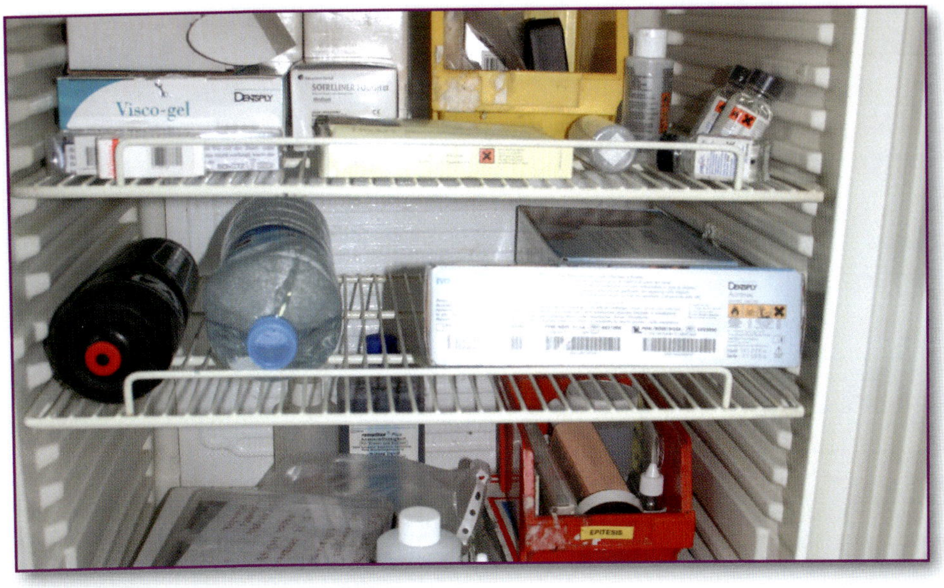

Figura 5. *Nevera con líquidos.*

3.2.7. *Yesos*

Las escayolas deben almacenarse en un **lugar completamente seco.**

Si su embalaje es un saco, se deberá poner sobre una plataforma para evitar su deterioro en caso de contacto con agua.

Son un material imprescindible, por lo que debe mantenerse un *stock* mínimo fijo.

3.2.8. *Revestimientos y líquidos*

Los revestimientos deben ser guardados en un **lugar seco y fresco. No caducan.**

El polvo, antes de usarse, debe estar metido en la **nevera** por lo menos 1 hora a una temperatura de **± 10 °C.**

Los líquidos, una vez abiertos, se guardarán en la **nevera** a una temperatura **± 10 °C.**

Son un material imprescindible, por lo que debe mantenerse un *stock* mínimo fijo.

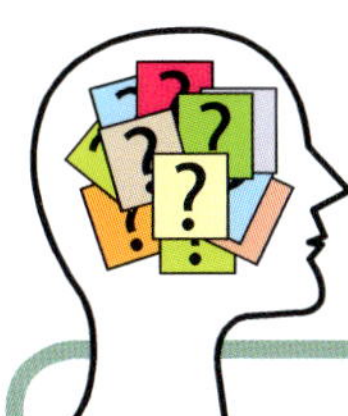

RECUERDA QUE

Los líquidos de las resinas son altamente inflamables, por lo que hay que prestar mucha atención cuando se manipulen.

3.2.9. *Materiales para duplicar (siliconas, alginato) pastas pulidoras*

Deben estar guardados en el almacén en un **lugar seco y fresco.** Después de abiertas deben permanecer en la **nevera.** En el caso del alginato no es necesario. No caducan.

3.2.10. *Discos y gomas pulidoras*

Están guardados en el almacén. No requieren **ningún cuidado específico.** Se ordenarán según formas y colores.

3.2.11. *Crisoles*

No requieren de **ningún cuidado especial.**

Son un material imprescindible, por lo que debe mantenerse un *stock* mínimo fijo.

3.2.12. *Articuladores y complementos*

Los articuladores están guardados en la sección de escayola. Deben **mantenerse limpios, completos y colocados** en sus estantes correspondientes.

3.2.13. *Pins y sierras*

Se guardan en el almacén. No requieren **ningún cuidado especial.**

Son un material imprescindible, por lo que debe mantenerse un *stock* mínimo fijo.

3.2.14. *Líquidos de metal, porcelana y resina*

Se guardan en el almacén. Debe ser un **sitio fresco y seco. No caducan.**

No es necesario guardarlos en la nevera después de abiertos.

3.2.15. *Material de droguería*

Se guardan en el almacén. No requieren **ningún cuidado específico.**

3.3. Documentación de almacenes

Debemos crear un archivo de todos los manuales o fichas de los productos que utilizamos en el laboratorio.

En la mayoría de los casos vienen las **instrucciones de uso** dentro de los embalajes, pero si no fuera así, se solicitará al vendedor. Esta documentación debemos **archivarla en carpetas por familias** para poder consultar en caso de dudas sobre su utilización o composición.

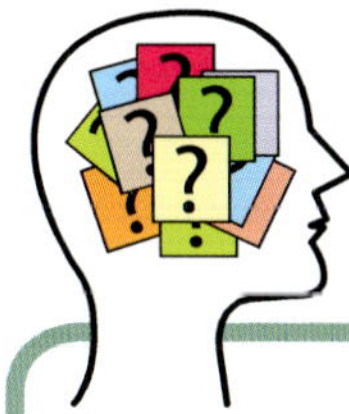

RECUERDA QUE

Las instrucciones de uso deben estar a disposición de los empleados que las necesiten para su consulta y deben estar traducidas al español.

3.3.1. *Pedidos de almacén*

Los pedidos de almacén se dividirán en dos tipos: **internos y externos.**

- Los **pedidos internos o salidas de almacén** son aquellos que se hacen dentro del laboratorio para proveer a los diferentes departamentos de los materiales que necesitan:
  - Los solicitan los operarios mediante una solicitud escrita al responsable del almacén, detallando el material, cantidad, fecha y departamento, y generarán una salida de almacén.
- Los **pedidos externos o compras** son los que realizamos a nuestros proveedores para reponer el almacén y generarán una compra. Este pedido se hará por correo electrónico o fax, para que siempre quede registro del mismo.
  - Se debe indicar proveedor, fecha, descripción del material, cantidad y fecha de entrega.

4. CONTROL DE MANTENIMIENTO DE EQUIPOS Y APARATOS

Definiremos el sistema de control de equipos de inspección, medición y ensayo utilizados para asegurar su precisión, exactitud y fiabilidad requerida.

4.1. Definiciones

- **Equipo de medida:** aparato que mide una magnitud.
- **Equipo de verificación:** aparato que permite identificar por referencia comparativa si un producto o servicio es conforme.
- **Registros:** datos que deben ser guardados y que no admiten modificación.
- **Ficha de vida:** impreso individual del equipo donde se registran todos los datos: fecha de compra, fecha de calibración, resultados, etc.

4.2. Control de los equipos

El control de equipos lo dividiremos en seis partes:

1. Recepción.
2. Identificación.
3. Control.
4. Calibración o verificación.
5. Mantenimiento.
6. Registro.

4.2.1. *Recepción de equipos*

Todos los equipos de medida o verificación nuevos son comprobados por el **encargado de mantenimiento** antes de su uso, exigiéndose un **certificado de calibración del fabricante** o de un laboratorio cualificado. Para los equipos de verificación se requiere un certificado de aptitud del fabricante o de un laboratorio cualificado, o bien un informe interno de haber comprobado la funcionalidad e integridad del aparato.

4.2.2. *Identificación*

Todos los equipos de medida y verificación están **identificados mediante una etiqueta que muestre:**

- Un **código identificativo** del aparato compuesto por 2 letras y 2 números.
  - Las letras son:
    - HC: horno de cerámica.
    - HK: horno de precalentamiento.
    - HP: polimerizadoras.
    - CA: calibres.
    - BL: balanzas.
    - GP: galgas.
    - TP: termopatrón.
- **Estado de calibración o verificación.**
- **Fecha de validez de dicha calibración o verificación.**

Esta etiqueta podrá ser colocada por un laboratorio cualificado o, en su defecto, será colocada por el responsable de mantenimiento.

4.2.3. *Control de los equipos*

El responsable de mantenimiento mantiene y **actualiza las fichas de vida para cada uno de los aparatos de medida y verificación** utilizados. La información que debe incluirse en dichas fichas es:

- **Características** del equipo (fabricante, marca, modelo, número de serie).
- **Número identificativo** del equipo (coincidirá con el número de la etiqueta).
- **Responsable** asignado.
- **Fecha de calibración/verificación.**
- **Próxima fecha de calibración/verificación.**

El responsable de mantenimiento será el encargado de controlar la fecha de próxima calibración/verificación.

Los equipos se calibrarán/verificarán periódicamente. El periodo será establecido por el encargado del laboratorio, teniendo en cuenta las recomendaciones del fabricante.

4.2.4. *Calibración/verificación de los equipos* (Figura 6)

Las calibraciones/verificaciones de los equipos se realizarán:

- **Por organismos externos.**
- **Internamente:** el responsable de mantenimiento elabora una instrucción técnica donde se refleje la metodología a utilizar. Dicha instrucción técnica puede estar constituida por las instrucciones de calibración dadas por el fabricante del equipo de medida.

Los equipos se calibrarán/verificarán periódicamente. El periodo será establecido por el encargado del laboratorio, teniendo en cuenta las recomendaciones del fabricante y las de organismos competentes. El responsable de mantenimiento elabora anualmente un **programa anual de calibración/verificación.** Los equipos de medida y verificación deberán utilizarse de acuerdo a las instrucciones facilitadas por el fabricante. Cada equipo tiene un responsable asignado para su utilización.

Deberán utilizarse para su transporte los elementos de protección (fundas, cajas, etc.) dados por el fabricante u otros similares.

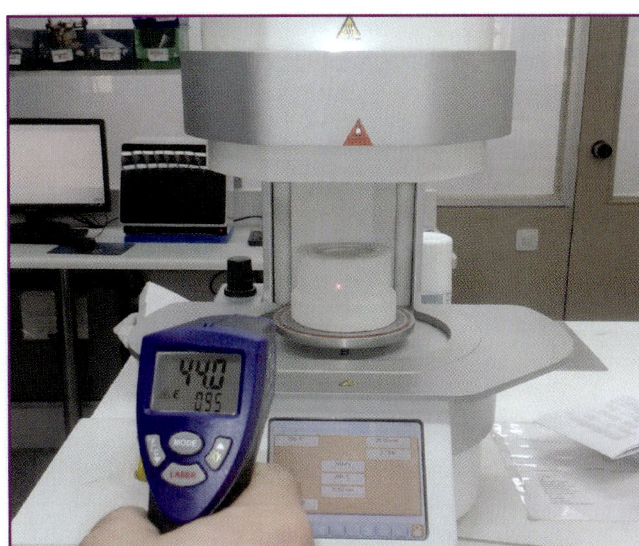

Figura 6. *Sistema de calibración.*

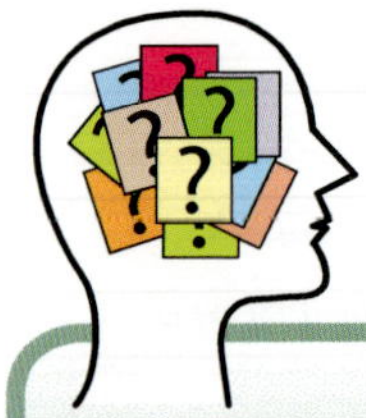

RECUERDA QUE

El mantenimiento y limpieza de la maquinaria alargarán su rendimiento.

No deben usarse los equipos fuera del plazo de validez de la calibración o verificación consignada en la etiqueta del equipo. Los equipos fuera del plazo de validez deben etiquetarse como **"no apto"** de una forma claramente visible.

Cuando se detecte un **funcionamiento incorrecto** del equipo, el técnico que lo haya apreciado deberá segregar el equipo, **identificarlo como "no apto" y abrir un informe de control de incidencias.**

4.2.5. *Mantenimiento de los equipos*

Los equipos de medida y verificación que requieran un mantenimiento periódico, además de su calibración o verificación, este debe ser realizado por el **responsable de mantenimiento** antes de realizar la calibración o verificación.
Cuando el mantenimiento fuese complejo, se subcontratará este servicio al fabricante o a personal cualificado y será el responsable de mantenimiento el que gestionará que este se realice.

Se anexarán al certificado de calibración o verificación el informe que describa el mantenimiento realizado.

4.2.6. *Registros*

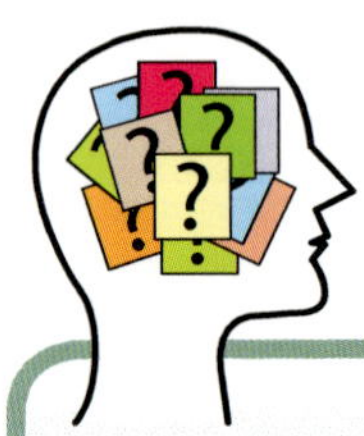

RECUERDA QUE

En el caso de que el mantenimiento de la maquinaria sea subcontratado, deberán quedar los datos de la revisión en el laboratorio.

Todos los datos obtenidos quedarán registrados en los siguientes documentos:

- Archivo de **fichas de mantenimiento** y fichas **de vida y calibración.**
- **Certificados de calibración/verificación.**
- **Programa anual de calibraciones/verificaciones.**

RESUMEN

- ✓ **Los materiales** que adquirimos para la fabricación de las prótesis **deben estar codificados y registrados** de forma que conozcamos las características de almacenamiento, número de procedencia y su caducidad.
- ✓ La errónea ubicación de los productos puede producir deformaciones en la fabricación, alteraciones en el producto terminado y daños al paciente.
- ✓ Al adquirir los materiales debemos **verificar su procedencia**, sello de admisión de las autoridades sanitarias, instrucciones en nuestro idioma, precauciones y fecha de caducidad.
- ✓ **Los productos deben estar acompañados de las especificaciones, precauciones y documentación.** De esta forma podremos hacer reclamaciones si fuera necesario.

GLOSARIO

Calibrar: ajustar, con la mayor exactitud posible, las indicaciones de un instrumento de medida con los valores de la magnitud que ha de medir.

Ficha de vida: impreso individual de un equipo donde se registran todos los datos del mismo: fecha de compra, fecha de calibración, resultados, etc.

Inventario: documento donde se reflejan los bienes o demás cosas pertenecientes a una persona o empresa, hecho con orden y precisión.

Pedidos externos: son aquellos pedidos que se realizan a los proveedores para reponer el almacén y que generan una compra.

Pedidos internos: son aquellos pedidos que se hacen dentro del laboratorio para proveer a los diferentes departamentos de los materiales que necesitan.

Stock: cantidad de mercancías que se tienen en un almacén.

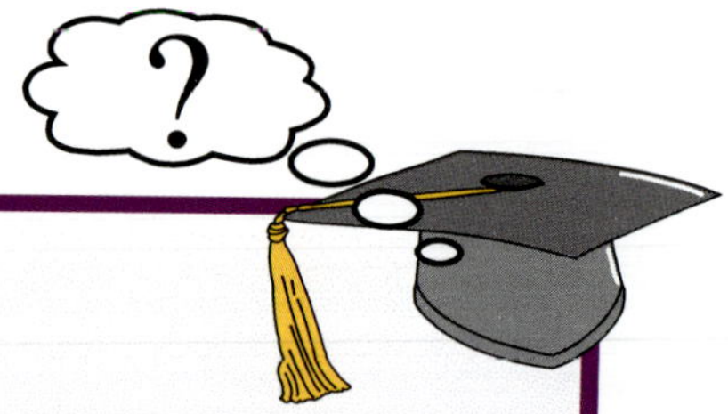

EJERCICIOS

- **E1.** **Explica los requisitos mínimos de un programa informático para la buena gestión de un laboratorio dental.**
- **E2.** **Indica el modo de almacenaje de diez productos para la fabricación de prótesis.**
- **E3.** **Indica tres máquinas de un laboratorio de prótesis, su mantenimiento y sus procedimientos de calibración.**
- **E4.** **¿Qué se utiliza para valorar el grosor de las estructuras metálicas?**
- **E5.** **¿Qué debe contener un odontograma principalmente?**
- **E6.** **¿Para qué sirve un calibrador?**
- **E7.** **¿Se pueden almacenar todos los materiales juntos, ya sean ceras, escayolas, monómeros, etc.?**
- **E8.** **¿Qué es lo principal que necesitamos saber del material para almacenarlo?**

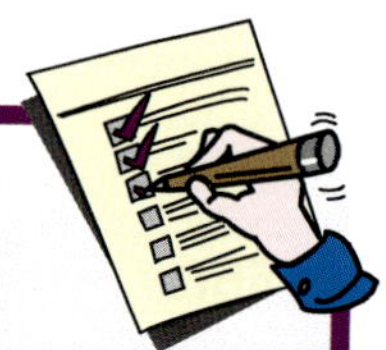

EVALÚATE TÚ MISMO

1. Las existencias del *stock* de un laboratorio se deben actualizar dentro del sistema informático cada:

- ❑ a) Año.
- ❑ b) Mes.
- ❑ c) Cada vez que se utilice un producto.
- ❑ d) Tres meses.

2. De los productos utilizados para la fabricación de las prótesis deberemos guardar siempre:

- ❑ a) El embalaje.
- ❑ b) La hoja de pedido.
- ❑ c) Los documentos de instrucciones y manipulación.
- ❑ d) El teléfono del proveedor.

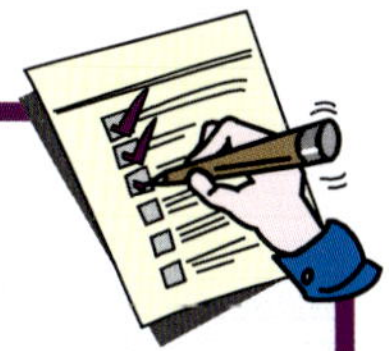

3. En la ficha de calibración de la maquinaria debemos indicar siempre:

- ❑ a) La fecha de calibración.
- ❑ b) El nombre del proveedor del aparato de calibrar.
- ❑ c) La fecha de compra.
- ❑ d) Nombre del proveedor.

4. Los equipos de calibración se deben usar siguiendo:

- ❑ a) Los consejos de un amigo.
- ❑ b) Las instrucciones del fabricante.
- ❑ c) Las normas medioambientales.
- ❑ d) Las normas de seguridad en el trabajo.

5. El responsable de mantenimiento debe:

- ❑ a) Crear un programa de mantenimiento.
- ❑ b) Tener limpios los puestos de trabajo.
- ❑ c) Organizar las fichas de garantías.
- ❑ d) Delegar el mantenimiento a aquel que utiliza la máquina.

6. ¿Qué es un albarán?:

- ❑ a) Una factura.
- ❑ b) Un sistema de almacenamiento.
- ❑ c) Un documento de entrega de trabajo.
- ❑ d) No existe.

7. ¿Qué es un programa informático específico de laboratorio?:

- ❑ a) El que nos dice cómo se fabrican las prótesis.
- ❑ b) Solo se utiliza para control de almacén.
- ❑ c) Para escribir documentos y escuchar música.
- ❑ d) Nos controla la gestión de todos los registros de trabajos y lectura.

8. En el odontograma, la pieza 21 ¿dónde se sitúa en el paciente?:

- ❑ a) Es el primer molar del lado derecho inferior.
- ❑ b) Es el central del lado derecho.
- ❑ c) Es el central del lado izquierdo.
- ❑ d) Es el primer molar del lado derecho superior.

9. ¿Qué es un crisol?:

- ❑ a) Es un motor de pulir.
- ❑ b) Es una herramienta de modelar.
- ❑ c) Es el recipiente cerámico donde se funden los metales.
- ❑ d) Es un metal precioso o noble.

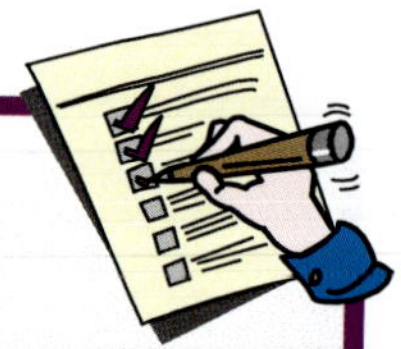

10. ¿Se puede trabajar con varias cerámicas?:

- ❑ a) A veces.
- ❑ b) No.
- ❑ c) Se pueden mezclar.
- ❑ d) Sí, pero no se pueden mezclar.

11. Los dientes de acrílico preformado...

- ❑ a) Caducan al año.
- ❑ b) Caducan cada 4 años.
- ❑ c) No caducan.
- ❑ d) Caducan cuando lo diga el laboratorio.

12. ¿Cuál de estos materiales no tiene caducidad?:

- ❑ a) Revestimientos.
- ❑ b) Polímeros y monómeros.
- ❑ c) Yesos.
- ❑ d) Soldaduras.

13. ¿Qué material, una vez abierto, guardamos en nevera?:

- ❑ a) Los discos.
- ❑ b) Siliconas y alginatos.
- ❑ c) Los crisoles.
- ❑ d) Los pins.

14. ¿Qué son las compras de almacén?:

- ❑ a) Las que solicitan los empleados.
- ❑ b) Solo cuando son cajas o bidones.
- ❑ c) Todas las compras de materiales y materias primas.
- ❑ d) Solo las materias primas.

15. ¿Qué es una ficha de vida?:

- ❑ a) La ficha del empleado.
- ❑ b) La ficha del trabajo.
- ❑ c) No existe.
- ❑ d) La ficha de un equipo donde se registran: calibraciones, averías, etc.

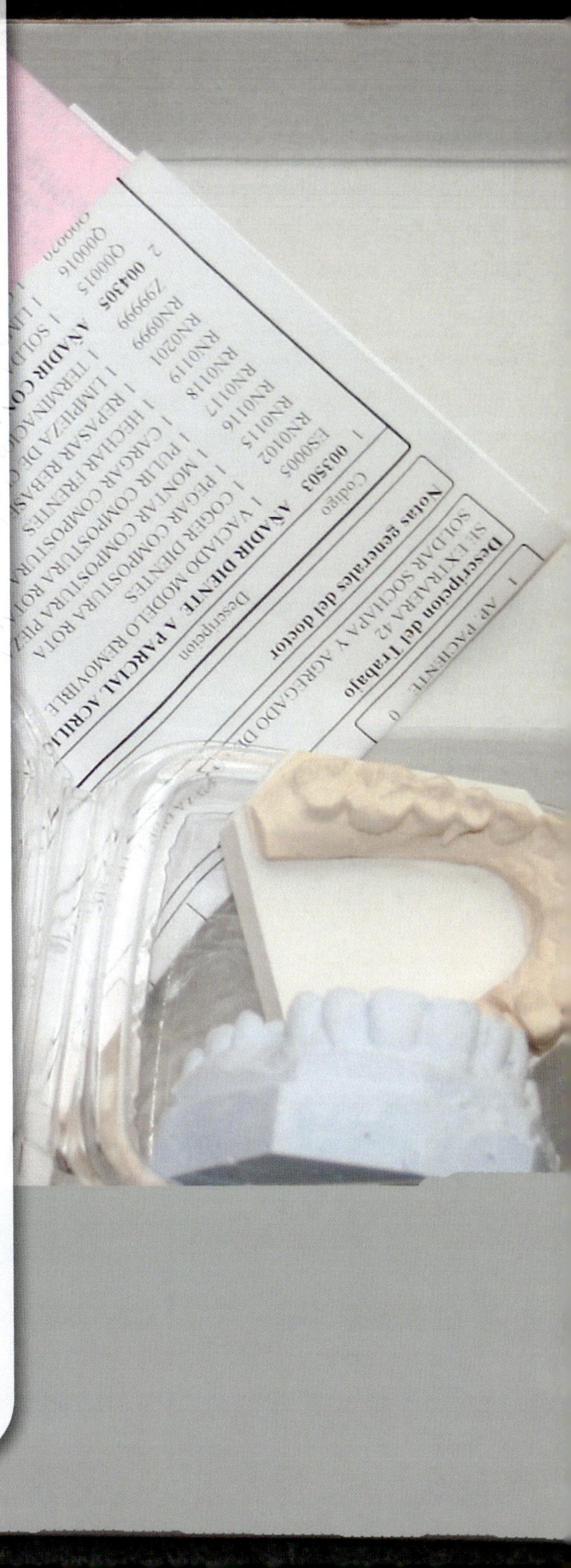

capítulo

3

ACONDICIONAMIENTO DE PRODUCTOS PROTÉSICOS

M.ª Isabel Aragoneses Lamas,
Román A. Barrocal Martínez

Sumario

En este capítulo definiremos un sistema de gestión para la recepción, control, conservación y entrega de los materiales enviados por los clientes, así como del trabajo terminado.

1. RECEPCIÓN

La mercancía se recepciona por el personal correspondiente. Se desenvuelve el paquete con mucho cuidado para no perder ningún componente y se debe **comprobar y verificar el correcto estado de los elementos** suministrados por el cliente (Figura 1). Estos pueden ser:

- Impresión + antagonista.
- Registros de mordida.
- Cubeta de impresión.
- Aditamentos de implantes.
- Ficha de pedido o prescripción facultativa.
- Dientes.
- Articuladores.
- Etc.

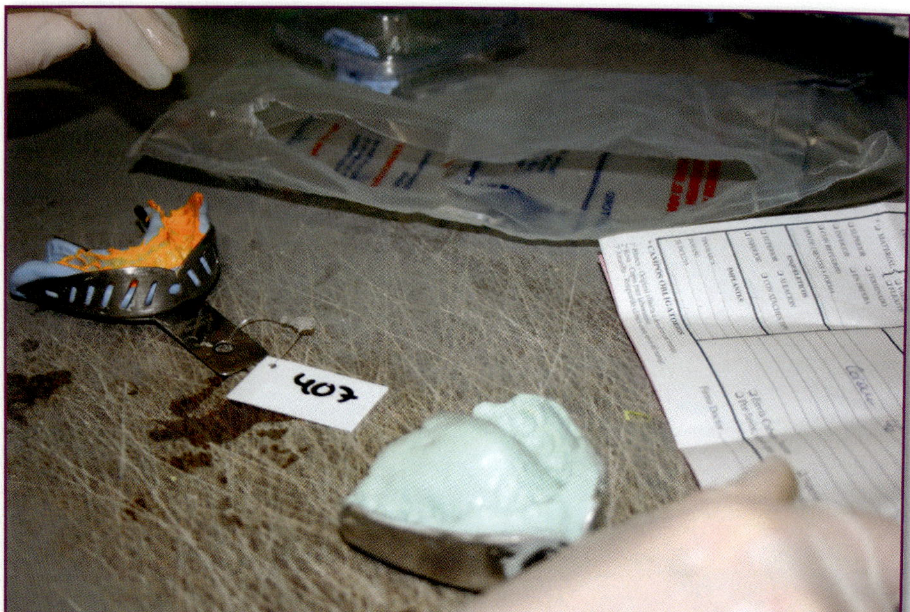

Figura 1. *Bolsa con las impresiones de clínica.*

RECUERDA QUE

Un buen control de los trabajos en el laboratorio evitará confusiones y retrasos.

A continuación **se desinfecta todo el material enviado** y se identifican las cubetas poniéndolas una **etiqueta con el número de cliente** para evitar su extravío. Se introduce todo en una batea y se procede a su registro informático.

Se recepciona e interpreta la prescripción médica enviada por el cliente y se da de alta el trabajo en la aplicación informática, introduciendo todos los datos indicados por el cliente para la confección del trabajo y asignando su número de registro. A continuación se obtiene una **ficha de trabajo** que se introduce en la batea, junto con el material enviado, para empezar su fabricación.

Con la ficha de trabajo y todo lo demás se pasará a planificación, donde **se asignarán los operarios que fabricarán la prótesis,** así como la fecha de terminación.

Esta ficha acompañará al trabajo en todo su proceso de fabricación y **se anotarán en ella todas las incidencias, así como todos los componentes que se utilicen para la fabricación.**

Esta ficha acompañará al trabajo en todo su proceso de fabricación y se anotarán en ella todas las incidencias, así como todos los componentes que se utilicen para la fabricación.

Todo ello se incluirá en la ficha del sistema informático, la cual nos dará la trazabilidad del producto que reflejará la **declaración de conformidad.**

2. ENTREGA DE LA PRÓTESIS

Una vez realizada la prótesis dental, esta es **controlada por el responsable técnico** que comprobará que se **cumplen todas las normas de calidad, sus ajustes** y que el resultado final coincide con la solicitud de la prescripción del facultativo.

La limpieza final se realizará con un **baño de ultrasonidos** en una solución de agua y detergente amoniacado, el cual eliminará todos los restos de suciedad que hubiesen quedado con el pulido.

La **desinfección de la prótesis** se realizará previamente a su empaquetado (Figura 2).

El propósito de la elección de un sistema de desinfección es obtener una máxima eficacia ante la variedad de condiciones microbiológicas. Este debe ser sencillo, pero de máxima fiabilidad. Es muy importante elegir productos que no dañen las prótesis, por lo que no podremos utilizar autoclaves u hornos de calor.

Los desinfectantes químicos son los más indicados y hay gran variedad de ellos en el mercado; la mayoría tienen en su composición óxido de etileno y formalaldehído.

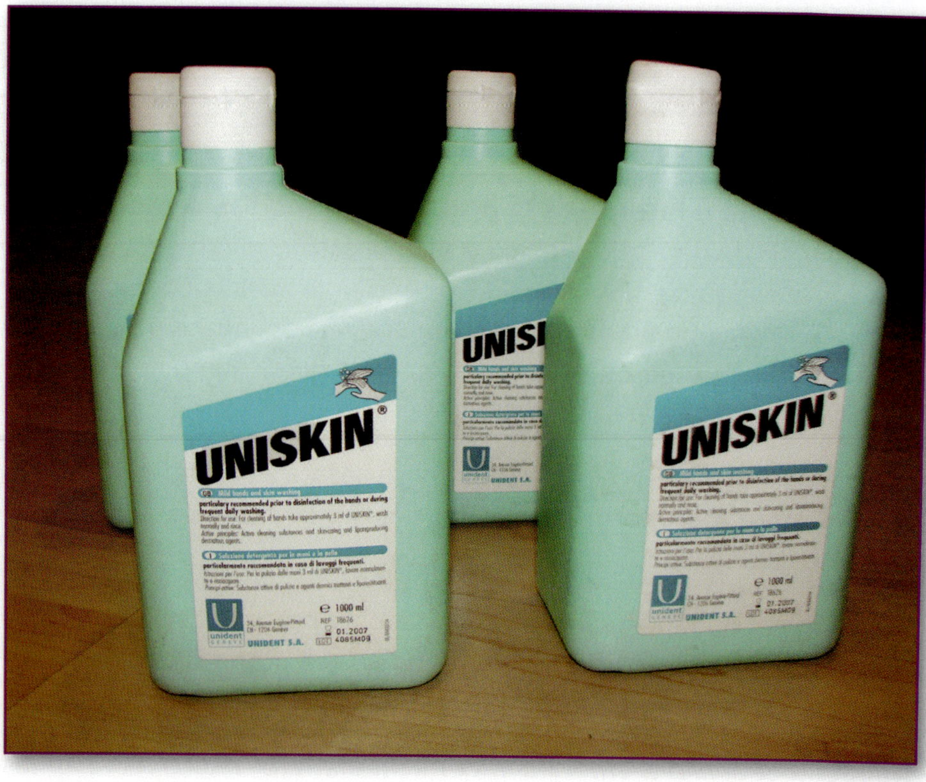

Figura 2. *Líquido de desinfección.*

También serían válidos limpiadores antisépticos a base de alcoholes etílicos, propólicos e isopropólicos.

En los métodos de desinfección se deben tener en cuenta las instrucciones del fabricante, las fechas de caducidad y las condiciones de conservación. No debemos usar nunca más de un agente químico simultáneamente ya que podrían alterarse sus resultados.

En la selección del antiséptico o desinfectante a utilizar debe considerarse su poder germicida, su eficacia, seguridad, así como su rapidez y espectro de acción.

En todos ellos se deben tener en cuenta las instrucciones del fabricante, las fechas de caducidad y las condiciones de conservación. No debemos usar nunca más de un agente químico simultáneamente ya que podrían alterarse sus resultados.

3. FACTURACIÓN Y ENVASADO DEL TRABAJO TERMINADO (Figura 3)

A la hora de embalar el trabajo tenemos que tener en cuenta qué tipo de trabajo es:

- **La prótesis fijas y prótesis removibles** se guardan en una caja simple, para evitar roturas, junto con su modelo de escayola.
- **Cerámica sin metal:** se utilizará una caja especial con protección, donde se introducen solamente las piezas realizadas.

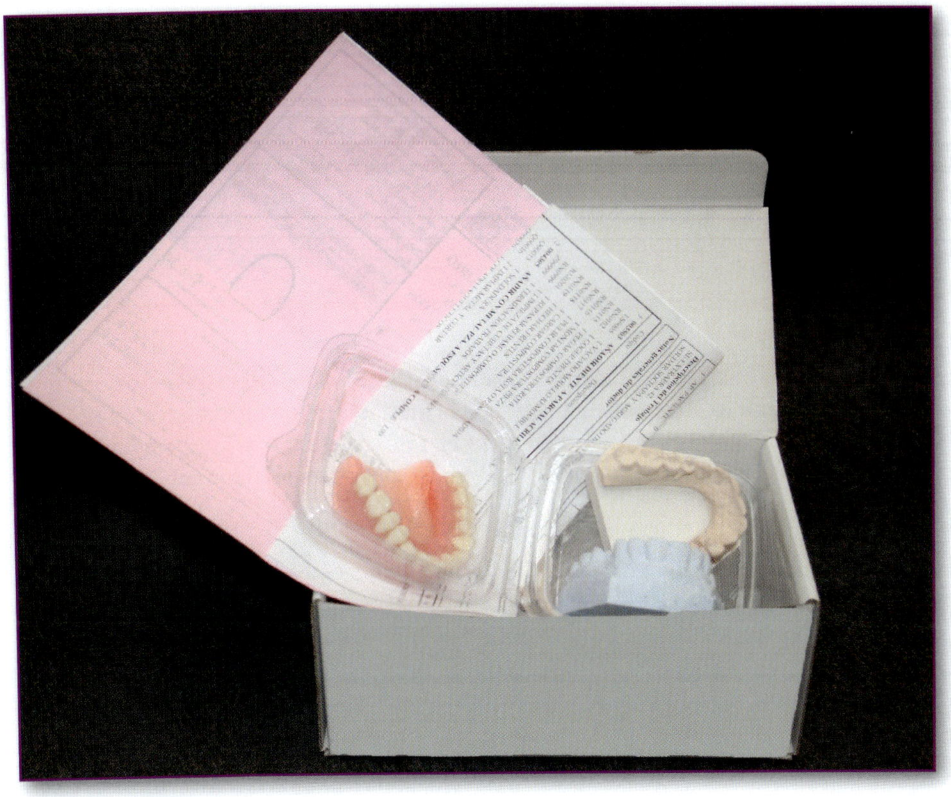

Figura 3. *Cajas de envío.*

Se envuelven con papel los modelos antagonistas y las cubetas. **Grapamos la prescripción en la ficha de trabajo para su posterior archivo** y, al final, se introduce en la bolsa de embalaje para su envío lo siguiente:

- Trabajo terminado junto con su modelo.
- Antagonista.
- Albarán de facturación.
- Declaración de conformidad y tarjeta identificativa.
- Copia de la prescripción facultativa.
- Materiales no utilizados suministrados por el cliente.
- Materiales retornables: por ejemplo, transfer de implantes.

4. LEGISLACIÓN VIGENTE

La prescripción facultativa quedará guardada en el laboratorio junto con la orden de trabajo interna durante 5 años, así como una **copia de la declaración de conformidad,** según Real Decreto Sanitario (Figura 4).

RECUERDA QUE

Las prótesis se deben entregar limpias, desinfectadas e higiénicamente empaquetadas.

DECLARACIÓN DE CONFORMIDAD (REAL DECRETO 414/1996, SOBRE PRODUCTOS SANITARIOS/ANEXO VIII PRODUCTOS A MEDIDA)

Declaración de conformidad nº ____________

D/Dña ____________

Fabricante responsable de la empresa ____________

Con domicilio en ____________

Ciudad ____________ DP ____________

DECLARA: que el producto sanitario descrito en el reverso cumple los requisitos esenciales establecidos en el ANEXO I del R.D., que son de aplicación, por lo que queda garantizada la ausencia de compromiso para la salud y la seguridad de la persona indicada a continuación, para la cual se ha fabricado a su medida, según la prescripción profesional que se indica, siempre que el producto se utilice conforme a su finalidad prevista, así como que ofrece las prestaciones asignadas.

SE COMPROMETE: a mantener a disposición de las autoridades sanitarias competentes la documentación relativo al diseño y fabricación del producto a medida fabricado, durante cinco años.

Firma: Fecha:

DATOS DEL PRESCRIPTOR

Nombre ____________

Nº colegiado ____________

Centro sanitario (si procede) ____________

DATOS DEL PACIENTE/USUARIO

Nombre ____________

Dirección ____________

Ciudad ____________ DP ____________

DATOS DEL PRODUCTO

Nombre/Tipo: prótesis dental a medida. Clase IIa

Características especiales del producto indicadas en la prescripción

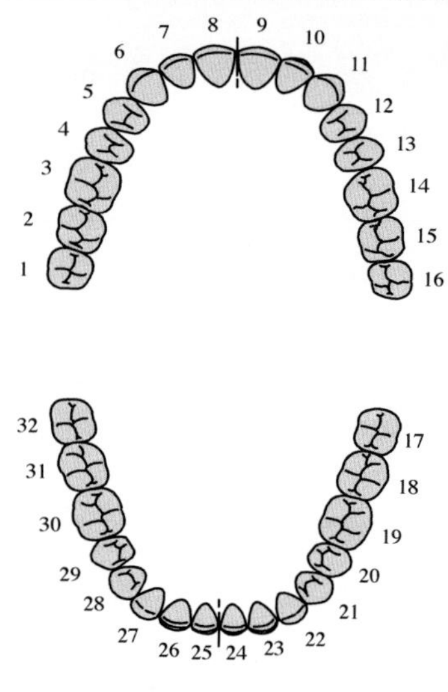

FINALIDAD TERAPÉUTICA:
- Compensación de una deficiencia
- Prótesis removible de resina
- Ortodoncia

DESCRIPCIÓN DEL PRODUCTO:
- Prótesis mixta e implantosoportada
- Prótesis parcial removible metálica
- Prótesis fija
- Sustitución o modificación de la anatomía dental

Declaración de conformidad en dos caras que se tiene que encargar al clínico con cada prótesis.

FICHA IDENTIFICATIVA DE LA PRÓTESIS "Producto a medida"

Fecha de fabricación ____________

Fabricado por ____________

Número de licencia ____________

Domicilio del fabricante ____________

____

Nombre del prescriptor ____________

____

Número de declaración de conformidad ____________

INSTRUCCIONES DE USO Y MANTENIMIENTO

Este producto ha sido fabricado bajo unas condiciones bucales determinadas, cualquier modificación de las mismas puede variar su resultado, consulte a su prescriptor.

Para cualquier reclamación o modificación debe adjuntarse la presente tarjeta.

Figura 4. *Declaración de conformidad.*

El albarán no es obligatorio por ley guardarlo, pero sí una factura emitida.

Con la entrega del producto se acompañará la **declaración de conformidad** que, como anteriormente se dijo, debe contener:

- Nombre y dirección del fabricante.
- Los datos que permitan identificar el producto en cuestión.
- La afirmación de que el producto se destina a ser utilizado exclusivamente por un paciente determinado y el nombre de dicho paciente, un acrónimo o un código numérico que permita identificar al mismo.
- El nombre del médico o persona autorizada/odontólogo o estomatólogo que haya hecho la prescripción y, en su caso, el centro sanitario.
- Las características específicas del producto indicadas en la prescripción.
- La declaración de que el producto en cuestión se ajusta a los requisitos esenciales establecidos en el **Anexo I del Real Decreto 1591/2009** y, en su caso, la identificación de los requisitos esenciales que no se hayan cumplido completamente, indicando los motivos.

http://www.boe.es/boe/dias/1996/04/24/pdfs/A14670-14702.pdf

http://www.boe.es/boe/dias/2009/11/06/pdfs/BOE-A-2009-17606.pdf

RESUMEN

✓ En este capítulo se indican los **elementos e indicaciones** necesarios en la recepción del encargo de fabricación, así como la **documentación y protocolos de entrega** del producto fabricado.

✓ Hay que tener en cuenta que, ante cualquier problema que pueda causar la prótesis (llagas, alergias y otros), los protésicos son responsables subsidiarios de la misma, por lo que se puede pedir judicialmente **daños y perjucios**.

✓ Es importante utilizar materiales específicos con los registros sanitarios pertinentes o los que autorice nuestro cliente odontólogo.

✓ Ante esto, es aconsejable tener un **seguro de responsabilidad civil**.

GLOSARIO

Declaración de conformidad: documento que debe contener el nombre y la dirección del fabricante, los datos que identifiquen el producto, la afirmación de que el producto se destina a ser utilizado por un paciente determinado, el nombre o código numérico que identifique a ese paciente, el nombre del médico que haya hecho la prescripción, las características específicas del producto y la declaración de que el producto en cuestión se ajusta a los requisitos esenciales establecidos en el Anexo I del Real Decreto 1591/2009.

Desinfección: quitar a algo la infección o la propiedad de causarla, destruyendo los gérmenes nocivos o evitando su desarrollo.

Ficha de trabajo: documento en el que se anotan todas las incidencias, así como todos los componentes que se utilicen para la fabricación, en este caso, de una prótesis dental.

Responsable técnico: persona encargada de comprobar que el resultado final de una prótesis cumple todas las normativas de calidad, y que sus ajustes y el resultado final coinciden con la solicitud de la prescripción del facultativo.

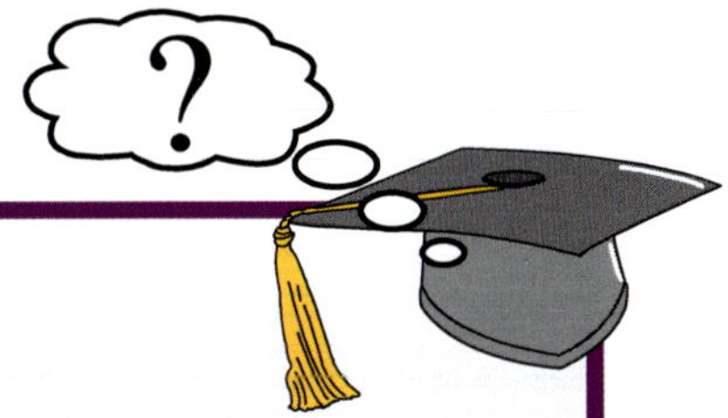

EJERCICIOS

E1. **Indica qué se debe enviar a la clínica acompañando a una prótesis removible metálica.**

E2. **¿Qué registros básicos del paciente precisamos para hacer una prótesis?**

E3. **¿En qué departamento del laboratorio se controlan los avisos de recogida?**

E4. **¿Quién es el responsable de revisar el trabajo una vez finalizado?**

E5. **¿Podemos desinfectar los materiales que recibimos de clínica con cualquier producto?**

E6. **¿Qué datos debemos registrar en la ficha de trabajo para poder localizarla en caso de futuras rectificaciones o reclamaciones?**

E7. **¿Durante cuánto tiempo debemos guardar la ficha de trabajo?**

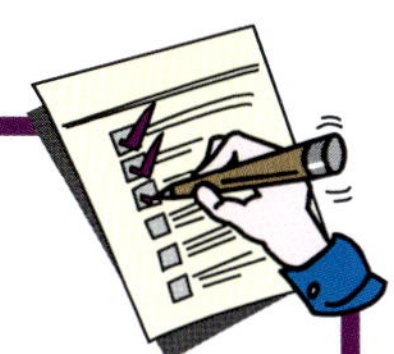

EVALÚATE TÚ MISMO

1. A la recepción de un pedido de fabricación de una prótesis dental deberemos exigir siempre:

- ❑ a) Que venga bien empaquetado.
- ❑ b) La prescripción facultativa.
- ❑ c) La hora de entrega del trabajo terminado.
- ❑ d) El nombre del auxiliar de clínica.

2. El control final antes del envío a clínica de la prótesis fabricada lo realizará:

- ❑ a) El dueño del laboratorio.
- ❑ b) El encargado de empaquetarlo.
- ❑ c) El que realizó la prótesis.
- ❑ d) El responsable técnico.

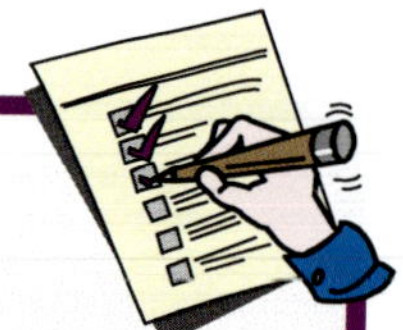

3. La declaración de conformidad que acompaña la prótesis indicará siempre:
- ❑ a) Los materiales utilizados.
- ❑ b) El nombre del empleado que fabricó la prótesis.
- ❑ c) El número o dato que identifica la prótesis dentro del sistema informático.
- ❑ d) El color del producto fabricado.

4. La prescripción facultativa, una vez fabricada la prótesis, se deberá:
- ❑ a) Enviar a la clínica.
- ❑ b) Destruirse para la protección de datos.
- ❑ c) Dársela al paciente.
- ❑ d) Archivarla en el laboratorio.

5. ¿Qué Real Decreto regula la identificación de las prótesis?:
- ❑ a) No hay.
- ❑ b) No es un Decreto, es una Ley.
- ❑ c) El Real Decreto 1559/2009.
- ❑ d) Nos la da el odontólogo.

6. Cuando se envía el trabajo, ¿qué tenemos que tener en cuenta?:
- ❑ a) Solo el embalado.
- ❑ b) El embalaje y los 7 puntos más descritos anteriormente.
- ❑ c) Lo que dice la Ley.
- ❑ d) Solo lo que mandó el odontólogo.

7. La primera interpretación del trabajo, ¿quién la describe?:
- ❑ a) Lo que le dijeron al repartidor.
- ❑ b) La recepcionista.
- ❑ c) El técnico que prepara los modelos.
- ❑ d) El responsable del laboratorio.

8. Las incidencias de trabajo son:
- ❑ a) El retraso.
- ❑ b) La recogida.
- ❑ c) Lo ocasionado en el proceso de fabricación.
- ❑ d) El operario que lo procesa.

9. Las cubetas de toma de impresión que manda el odontólogo:
- ❑ a) Se tiran al finalizar el trabajo.
- ❑ b) Se limpian y se dejan en el laboratorio.
- ❑ c) Se le remite al cliente odontólogo siempre limpia.
- ❑ d) Se le remite al cliente odontólogo como él lo solicite.

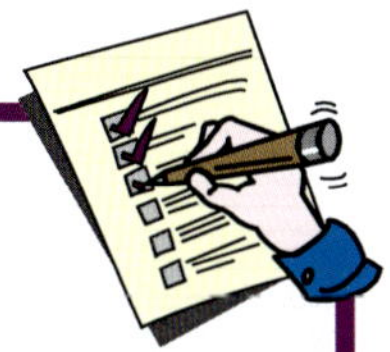

10. **¿Cuántos años después debemos guardar las facturas?:**
- ❑ a) Toda la vida.
- ❑ b) 5 años.
- ❑ c) 10 años.
- ❑ d) No es necesario.

11. **La ficha y la factura...**
- ❑ a) Son lo mismo.
- ❑ b) Una identifica el trabajo, otra el importe.
- ❑ c) Solo describen el importe.
- ❑ d) Solo describen el trabajo.

12. **Una vez facturado y entregado el trabajo...**
- ❑ a) Ya no tenemos responsabilidad.
- ❑ b) Tendremos responsabilidad solo en el color.
- ❑ c) Tendremos responsabilidad solo de la rotura.
- ❑ d) Tendremos responsabilidad sobre todo el contenido del producto.

13. **¿Quién debe guardar la declaración de conformidad?:**
- ❑ a) El laboratorio.
- ❑ b) El odontólogo.
- ❑ c) El paciente.
- ❑ d) No se debe guardar.

14. **¿El odontólogo está obligado a darnos el nombre y apellido del paciente?:**
- ❑ a) Sí.
- ❑ b) Solo el apellido.
- ❑ c) Puede sustituirlo por un código.
- ❑ d) Puede darlo o no.

15. **En los materiales utilizados como ataches, ¿qué debemos acompañar?:**
- ❑ a) Las indicaciones de utilización.
- ❑ b) El material del que está confeccionado.
- ❑ c) Nada.
- ❑ d) Solo la marca.

capítulo

4

ADMINISTRACIÓN DE LA DOCUMENTACIÓN

M.ª Isabel Aragoneses Lamas,
Román A. Barrocal Martínez

Sumario

1. Documentación relativa al sistema de calidad
2. Documentación de especificaciones de productos
3. Documentación de suministros
4. Documentación de trazabilidad en la cadena de producción
5. Procedimientos normalizados de trabajo para cada tipo de producto
6. Documentación de comercialización
7. Prescripciones de los productos emitidos por los facultativos especialistas
8. Facturación y cobro

La gestión de la documentación relativa a la fabricación de las prótesis dentales conlleva una serie de normas y protocolos que serán de gran utilidad a la hora de gestionar un laboratorio. Con ellas se podrán dar garantías a los pacientes portadores de las prótesis y se gestionarán las reclamaciones en un futuro si fuese necesario.

1. DOCUMENTACIÓN RELATIVA AL SISTEMA DE CALIDAD

El sistema de gestión de calidad se estructura en los siguientes documentos:

- Manual de calidad.
- Procedimientos generales e instrucciones de trabajo.
- Documentación de especificaciones de productos.
- Documentación de comercialización (listas de precios, publicidad, etc.).

1.1. Manual de calidad

El manual es el documento básico del sistema. Define todos los **rasgos del sistema de gestión,** desde la estrategia de la empresa (política de calidad) hasta cómo se desarrolla cada una de las actividades principales de nuestro sistema.

El manual se elabora como herramienta para lograr un objetivo para implantar y mantener un sistema de calidad en todos los productos fabricados en el laboratorio. Cada laboratorio deberá redactar el suyo con sus procesos estandarizados.

El manual se elabora como herramienta para lograr un objetivo para **implantar** y **mantener un sistema de calidad** en todos los productos fabricados en el laboratorio.

Debe contener la **política de calidad, la estructura de organización,** de un modo claro y sencillo, **la política de garantías** y todo aquello que nos interese destacar como política de calidad del laboratorio de cara a los clientes.

1.2. Procedimientos generales e instrucciones de trabajo

Describe **cómo, quién, cuándo, qué y de qué manera se realizan las actividades** de nuestra empresa en los aspectos de aseguramiento de la calidad. En ellos se establecen qué registros son necesarios cumplimentar para evidenciar que se lleva a cabo cada actividad.

Las instrucciones de trabajo describen fases, etapas o actividades a un nivel más bajo que los procedimientos generales. Están referenciados en el procedimiento correspondiente.

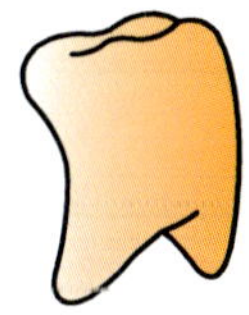

Ningún producto cumple la norma de fabricación sin la documentación que le debe acompañar.

1.3. Documentación específica del producto

Ningún producto cumple la norma de fabricación sin la documentación que le debe acompañar. No se podrá entregar al facultativo ni al paciente una prótesis sin la documentación técnica que deba acompañarse.

Una documentación precisa, clara y que cumpla con la normativa legal de Fabricación de Productos Sanitarios mejora el rendimiento y reduce la responsabilidad en caso de riesgos jurídicos.

1.4. Documentación de comercialización

Toda empresa debe tener una serie de **normas de actuación** para la comercialización de sus productos. Estas normas ayudarán a captar nuevos clientes y consolidar los actuales.

La documentación comercial son catálogos, hojas técnicas, folletos de propaganda y listas de precios utilizadas en nuestra empresa.

2. DOCUMENTACIÓN DE ESPECIFICACIONES DE PRODUCTOS

Cada producto fabricado en un laboratorio de prótesis debe estar tipificado, calificado y cualificado para su control dentro del laboratorio. Su fabricación debe ser conforme con el Real Decreto 1591/2009, de 16 de octubre, que regula los productos sanitarios, por la cual el fabricante declara su conformidad con el procedimiento establecido en el Anexo VIII del Real Decreto. Se remitirá una copia de esta **declaración de conformidad** con el producto terminado, quedando en el laboratorio otra a disposición del paciente (por si este la reclamase). Asimismo se remitirá la documentación de **especificaciones del producto** con las **instrucciones** de los **materiales** y todo tipo de **documentos que informen sobre las características del producto** y su uso.

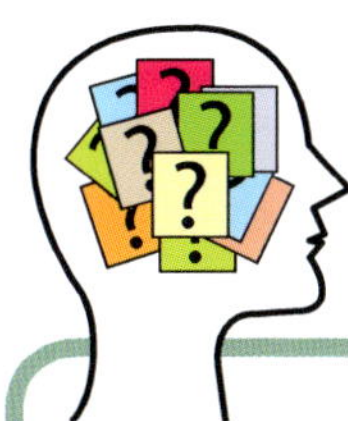

RECUERDA QUE

Todos los productos deben estar acompañados de las instrucciones de fabricación, así como los peligros de su manejo.

3. DOCUMENTACIÓN DE SUMINISTROS

Todos los suministros deben estar documentados cuando son adquiridos y almacenados en el laboratorio; esto facilitará su utilización en el proceso de fabricación de las prótesis dentales.

La trazabilidad de un trabajo es poder saber qué materiales y operarios han intervenido en dicho trabajo.

A la recepción del material adquirido se comprobará que se corresponde al solicitado y que va acompañado de toda la **documentación necesaria,** las **instrucciones de uso, el número de lote, la fecha de caducidad y la ficha técnica de seguridad.** Toda esta documentación deberá guardarse en los archivos del laboratorio para consultarla cuando sea necesario y, además, nos será imprescindible para saber la trazabilidad del producto.

4. DOCUMENTACIÓN DE TRAZABILIDAD EN LA CADENA DE PRODUCCIÓN

La trazabilidad de un trabajo es poder saber qué materiales y operarios han intervenido en dicho trabajo.

La documentación que nos dará esta información son las **fichas de trabajo.** Con la ficha de trabajo sabremos todos los datos técnicos del trabajo, fecha de entrada y de envío, quién lo ha fabricado y qué materiales se han usado.

Se considera un registro del sistema y por ello **se conservará durante 5 años.** Además, si no tenemos archivo ofimático, se conservará una copia en papel que se grapará junto con la prescripción facultativa y la declaración de conformidad correspondiente.

5. PROCEDIMIENTOS NORMALIZADOS DE TRABAJO PARA CADA TIPO DE PRODUCTO

Los documentos que indican el método de fabricación de todos los productos deberán estar a disposición de todo el personal del laboratorio que los consultará cada vez que lo necesite.

En todos los laboratorios se deben crear unos documentos que indiquen el método de fabricación de todos los productos que en él se fabriquen. A estos documentos se les denomina **procedimientos normalizados de trabajo.** En ellos se detallan, paso a paso, todos los métodos y sistemas que se utilizan en ese laboratorio.

Estos procedimientos solo servirán para ese laboratorio, ya que cada laboratorio, aunque fabriquen el mismo producto, puede hacerlo de diferente manera variando maquinaria, materiales o sistemas de fabricación.

Estos documentos deberán estar a disposición de todo el personal del laboratorio que los consultará cada vez que lo necesite, para no romper la norma de fabricación establecida.

Los documentos de los procedimientos normalizados de trabajo serán también necesarios para solicitar la **Licencia de fabricación de productos sanitarios.**

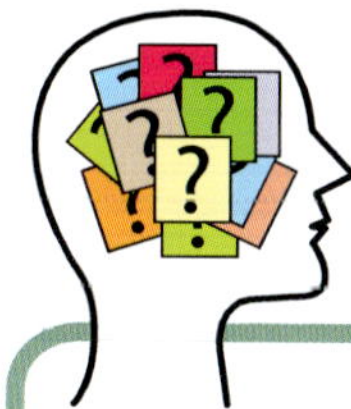

RECUERDA QUE

El protésico debe conocer los procedimientos de fabricación de los productos que se elaboren. Antes de utilizar nuevos productos es aconsejable asistir al curso específico de cada producto para aprender la técnica.

6. DOCUMENTACIÓN DE COMERCIALIZACIÓN

La documentación de comercialización son las **listas de precios** de nuestro laboratorio. Las listas de precios de los productos fabricados se deben elaborar haciendo un **estudio de costes** producto por producto. Para realizar este estudio es necesario tener en cuenta muchos factores como: **tiempos de fabricación, salarios, precios de los materiales empleados en la fabricación,** coeficientes de utilización de luz, gas, teléfono, etc., **impuestos** y todos aquellos costes directos o indirectos que influirán en el precio final. La elaboración de la lista de precios es una gestión muy importante ya que nos dará la viabilidad de nuestro laboratorio.

Por su importancia para evitar incidencias o no conformidades en la revisión del contrato con nuestros clientes, son considerados como documentos del sistema y, por lo tanto, sujetos a su control.

7. PRESCRIPCIONES DE LOS PRODUCTOS EMITIDOS POR LOS FACULTATIVOS ESPECIALISTAS

La prescripción facultativa son las hojas de pedido que envía el doctor, indicando el tipo de prótesis a confeccionar. Deben estar firmadas por un facultativo autorizado (Figura 1).

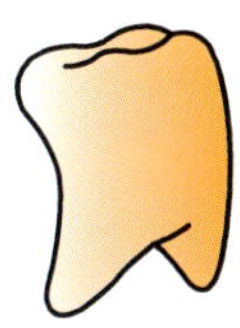

La prescripción facultativa son las hojas de pedido que envía el doctor indicando el tipo de prótesis a confeccionar. Deben estar firmadas por un facultativo autorizado.

Cualquier duda en su interpretación debe ser consultada al clínico para su aclaración. Incluirá las **características del tipo de prótesis,** así como el material que se quiera, si fuese necesario elegir.

Se guardará junto con la ficha de trabajo y la declaración de conformidad. Se considera un registro y, como tal, **se conservará durante 5 años.**

8. FACTURACIÓN Y COBRO

Se generará un **albarán o factura** por cada trabajo.

NOMBRE DEL CENTRO PROTÉSICO

*Fecha solicitada de entrega (día/mes/año)
----
*Hora solicitada de entrega

CERÁMICA/CORONAS Y PUENTES

* ❑ SIN METAL { ❑ INCERAN / ❑ FELDESPÁTICA / ❑ ZINCONIO

❑ CON METAL ⇨ ALEACIÓN______

❑ ACRÍLICO

❑ CON ATACHES ⇨ ALEACIÓN______

DISEÑO PONTICO

❑ APOYO COMPLETO ❑ APOYO MEDIO ❑ PICO FLAUTA

❑ CON CONTACTO PONTICO ❑ SIN CONTACTO PONTICO

TERMINACIONES METÁLICAS

❑ CUELLO METÁLICO ❑ BANDAS ❑ HOMBRO CERÁMICO

COMPLETAS Y PARCIALES

* ❑ MATERIAL { ❑ RESINA / ❑ VALPLAST / ❑ FLEXITE

❑ SUPERIOR ❑ TERMINADO

❑ INFERIOR ❑ EN PRUEBA

❑ CON REFUERZO

TIPO DE DIENTES Y FORMA ______

ESQUELÉTICOS

❑ SUPERIOR ❑ ALEACIÓN

❑ INFERIOR ❑ CON ATACHES TIPO ______

IMPLANTES

TIPO-MARCA ______

TAMAÑO ______

SE INCLUYE ______ / ______

______ / ______

*** OBLIGATORIO ETIQUETA O DATOS IDENTIFICATIVOS DEL DOCTOR**

ETIQUETA DATOS CLÍNICOS INTERNOS

*Nombre Paciente ______ Ed. ______

❑ Hombre ❑ Mujer

Fecha Laboratorio ______ Operario ______

Hora ______ Operario ______

18 17 16 15 14 13 12 11	21 22 23 24 25 26 27 28
48 47 46 45 44 43 42 41	31 32 33 34 35 36 37 38

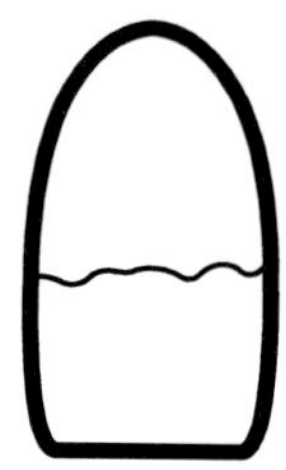

*COLOR ______

***DESCRIPCIÓN DEL TRABAJO A REALIZAR**

❑ Envía Cubetas Doctor ❑ Superior ❑ Inferior

❑ Por favor, deseo que me llame el técnico

* CAMPOS OBLIGATORIOS

Firma Doctor ______ * Fecha ______

1ª Blanca - Original clínica a devolver con trabajo
2ª Rosa - Copia para laboratorio
3ª Amarilla - Resguardo clínica como envío del trabajo

Figura 1. *Prescripción de clínica.*

Si se genera albarán, al final del periodo correspondiente (mensual, quincenal, etc.) se convertirá en una factura. A esta, si fuese imperativo, se le incrementarán los impuestos que estén marcados por la ley. En ambos casos se dará una copia siempre al cliente y otra se quedará en el laboratorio.

No es obligatoria la conservación de los albaranes.

Las facturas se deberán conservar durante **5 años.**

Los cobros pueden ser vía recibo bancario, transferencia o al contado, según se acuerde entre las dos partes.

RESUMEN

- ✓ En este capítulo se ha repasado toda la **documentación** que acompañará a un producto dentro del proceso de fabricación para poder **controlar la trazabilidad** de la fabricación de dicho producto.
- ✓ Es muy importante **concienciar al cliente odontólogo de que se precise con el máximo detalle** lo que quiere que confeccionemos con el fin de evitar malos entendidos, devoluciones y, por lo tanto, pérdidas de tiempo y dinero.
- ✓ A veces es aconsejable que acompañe los trabajos con fotos y modelos anteriores con el fin de acercarnos lo más posible a lo que el paciente espera.

GLOSARIO

Documentación de comercialización: son catálogos, hojas técnicas, folletos de propaganda y listas de precios utilizadas en una empresa para la comercialización de sus productos.

Documento de trazabilidad: la trazabilidad de un trabajo nos indica qué materiales y operarios han intervenido en dicho trabajo.

Instrucciones de trabajo: descripción de cómo, quién, cuándo, qué y de qué manera se realizan las actividades de nuestra empresa en los aspectos de aseguramiento de la calidad.

Manual de calidad: es el documento básico que define todos los rasgos del sistema de gestión, desde la estrategia de la empresa (política de calidad) hasta cómo se desarrollan cada una de las actividades principales de nuestro sistema.

Prescripción facultativa: hojas de pedido que envía el médico, indicando el tipo de prótesis a confeccionar. Deben estar firmadas por el facultativo autorizado.

Procedimientos normalizados de trabajo: documento que indica el método de fabricación de los productos que se fabriquen. En ellos se detallan todos los métodos y sistemas que se utilizan en el proceso de fabricación.

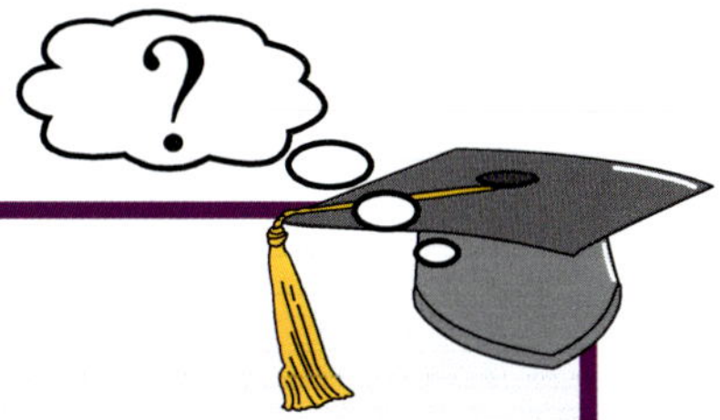

EJERCICIOS

- **E1.** **Crea la trazabilidad de una corona metal cerámica.**
- **E2.** **Indica los requisitos mínimos que nos debe indicar el clínico en su prescripción.**
- **E3.** **¿Qué documentación técnica necesitan los técnicos de laboratorio para confeccionar una prótesis específica?**
- **E4.** **¿Quién confecciona las normas y procedimientos de las prótesis del laboratorio?**
- **E5.** **¿Cómo detectaremos, pasado un tiempo, si hay una reclamación de la prótesis que hemos confeccionado?**
- **E6.** **Una vez finalizado el trabajo, ¿qué hacemos con la receta del odontólogo?**

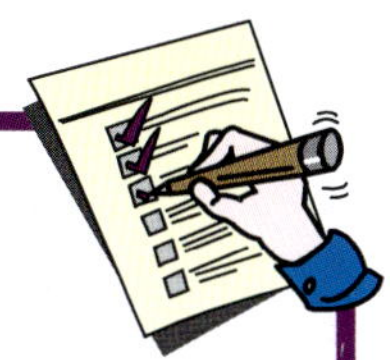

EVALÚATE TÚ MISMO

1. A la clínica podemos enviar un producto fabricado sin documentación cuando:

- ❑ a) Es una repetición.
- ❑ b) Nunca.
- ❑ c) Si es un regalo y no se factura.
- ❑ d) Cuando así lo indique el clínico.

2. Entre la documentación que se deberá solicitar al comprar los productos necesarios para la fabricación de las prótesis no deberá faltar nunca:

- ❑ a) Ficha técnica de seguridad.
- ❑ b) Nombre de la agencia de envío.
- ❑ c) Albarán del pedido.
- ❑ d) Su fecha de caducidad.

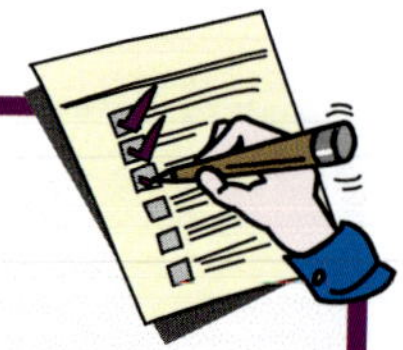

3. Los documentos que indican los procedimientos de fabricación los podrán consultar:

- ❑ a) El odontólogo que prescribe la prótesis.
- ❑ b) Solo los oficiales del laboratorio.
- ❑ c) Todo el personal del laboratorio.
- ❑ d) El paciente que lo solicite.

4. ¿Quién debe firmar la prescripción facultativa que recibe el laboratorio?:

- ❑ a) Un facultativo autorizado.
- ❑ b) Un auxiliar de clínica.
- ❑ c) No es necesario que esté firmada.
- ❑ d) Es suficiente con el sello de la clínica.

5. Las listas de precio varían:

- ❑ a) Cada año.
- ❑ b) Cada dos años.
- ❑ c) Cuando varían los precios de los materiales o de los salarios.
- ❑ d) Cuando se quiera.

6. La prescripción facultativa debe guardarse:

- ❑ a) Un año.
- ❑ b) Cinco años.
- ❑ c) Hasta terminar la prótesis.
- ❑ d) Se devolverá a la clínica.

7. La documentación específica del producto:

- ❑ a) Debe ser clara y precisa.
- ❑ b) Debe estar informatizada.
- ❑ c) Debe indicar las calidades del producto.
- ❑ d) Debe ir escrita en varios idiomas.

8. El manual que define los rasgos del sistema de gestión se denomina:

- ❑ a) Manual de gestión.
- ❑ b) Manual de calidad.
- ❑ c) Manual de mantenimiento.
- ❑ d) Manual de instrucciones de trabajo.

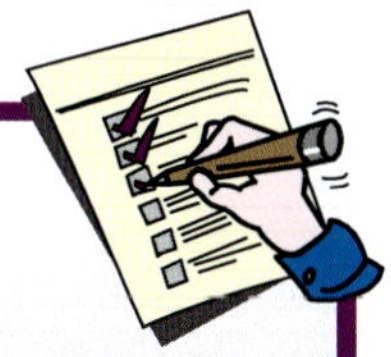

9. En el laboratorio se guardará una copia de la declaración de conformidad:

- ❑ a) Por si el paciente la reclama.
- ❑ b) Por si la clínica pierde la suya.
- ❑ c) Para hacer posteriores estadísticas de producción.
- ❑ d) No es necesario.

10. La trazabilidad de un trabajo sirve para:

- ❑ a) Saber en qué secciones del laboratorio se realizó la prótesis.
- ❑ b) Saber el tiempo en el cual se realizó la prótesis.
- ❑ c) Saber los materiales y operarios que han fabricado la prótesis.
- ❑ d) Saber la fecha de caducidad de la prótesis.

capítulo

5

ELABORACIÓN DE LOS DISTINTOS PROCEDIMIENTOS NORMALIZADOS DE TRABAJO

M.ª Isabel Aragoneses Lamas,
Román A. Barrocal Martínez

Sumario

1. Organigrama y funciones del personal
2. Materiales para la fabricación de prótesis
3. Métodos de fabricación de cada uno de los tipos de prótesis
4. Control de calidad de las prótesis
5. Retirada de prótesis dentales del mercado
6. Registros de entrada de materia prima
7. Actuaciones para retirada de productos
8. Apertura de expediente

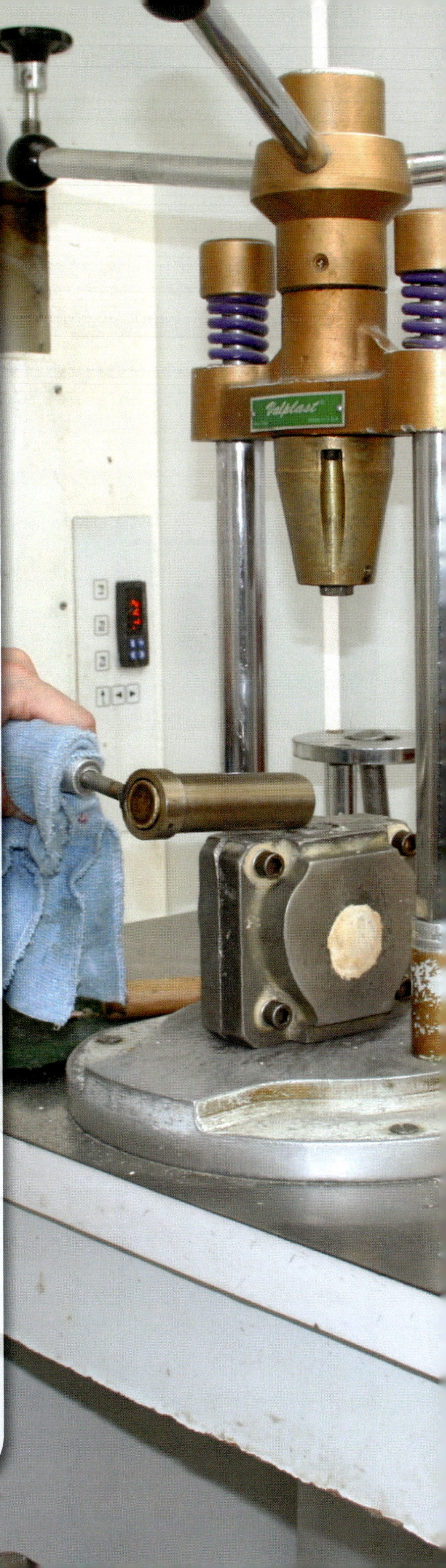

La organización interna del laboratorio supervisará las labores a realizar por cada persona que trabaje en dicho laboratorio, así como las materias primas que se convertirán, tras su manipulación, en las prótesis dentales.

Son las características y la manipulación de estos materiales los que nos darán unos resultados idóneos de las prótesis dentales.

En un laboratorio trabaja un número indeterminado de personas la cuales componen la plantilla del laboratorio.

1. ORGANIGRAMA Y FUNCIONES DEL PERSONAL

En un laboratorio trabaja un número indeterminado de personas las cuales componen la plantilla del laboratorio. Los laboratorios dentales pueden ser más o menos grandes y, en función de este tamaño, será mayor o menor la plantilla que en él trabaje. Esta plantilla formará el organigrama del laboratorio y cada individuo tendrá dentro de este organigrama unas **competencias, obligaciones y responsabilidades inherentes con el cargo** que ocupen (Figura 1).

1.1. Gerente

El **gerente** dirige la empresa con la ayuda y colaboración de sus jefes. Define, aprueba y asegura los objetivos y la política de calidad del laboratorio, así como su difusión al conjunto del personal del laboratorio. Se ocupa también de la atención personal y telefónica de todo tipo de consultas referentes al laboratorio. Es responsable de la planificación y revisión de los trabajos al comienzo, en las fases intermedias y a su terminación. Además también confecciona trabajos de prótesis dentales.

El gerente dirige la empresa con ayuda de los jefes de sección y define, aprueba y asegura los objetivos y la política de calidad de la empresa.

1.2. Responsable de calidad

Funciones y responsabilidades:

- **Control y gestión** del Sistema de Calidad implantado en la empresa.
- Control de la **documentación** relativa al Sistema de Calidad.
- Gestión y **planificación de la formación** del personal.
- **Planificación de auditorías y reuniones** del Comité de Calidad, informando a Dirección del resultado de las mismas.

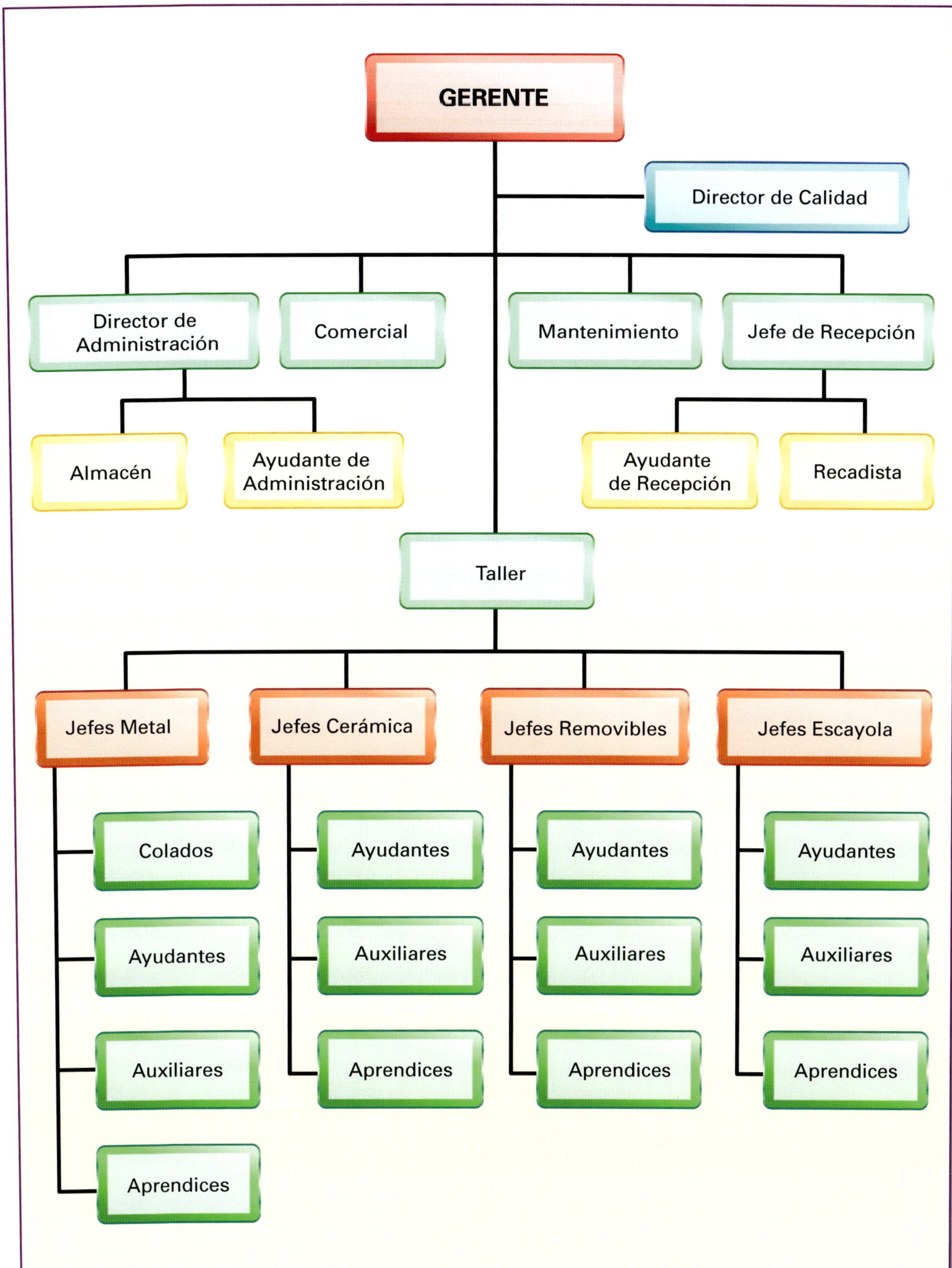

Figura 1. *Organigrama.*

- **Control de las reclamaciones,** sobre los productos, efectuadas por los clientes.
- **Control de las incidencias** detectadas en el funcionamiento del Sistema de Calidad.
- **Gestión de las entradas y salidas del almacén** de materiales.
- Gestión de **compras y almacenaje.**
- Realiza estudio del **informe de control de gasto de almacén,** elaborado por contabilidad.
- Efectuar el **seguimiento de cada empleado,** controlando la actitud de todo el personal, con especial interés en la evolución en producción y formación.
- **Estudiar y filtrar la información** del personal que se considere de interés para dirección, en función de las capacidades y actitudes demostradas por el personal.
- **Recoger la información proporcionada por los jefes de equipo** relativas a la evolución del personal a su cargo.
- **Solucionar los problemas de personal** que sobrepasen al jefe de equipo relativos a su sección.
- Gestión de **compras y almacenaje.**

1.3. Director de administración

Funciones y responsabilidades:

- Contabilizar **documentación administrativa** y control de su archivo.
- **Control de pago y archivo de documentación** de los proveedores.
- Gestión de **documentación bancaria:** impresos de talones, recibos, cartas al banco y otros.
- Elaboración de **informes de control presupuestario.**
- Elaboración de **informes de gastos de almacén** por secciones, relacionando año y mes.
- Control de **contratos del personal** (altas/bajas).
- Controlar e informar a los clientes del **saldo y efectuar reclamación telefónica** y escrita de las deudas de los mismos.
- **Colaboración con administración** en los descuadres de caja.

- Control de **modificación de facturas.**
- **Gestionar las propias labores administrativas** que surjan de las anteriores funciones y responsabilidades.
- Resto de funciones y responsabilidades de aplicación derivadas de las establecidas para jefe de equipo.

1.4. Jefe de taller

Funciones y responsabilidades:

- **Revisión e inspección de la salida de todos los trabajos** de la sección de **resina.**
- **Colaboración con el director de calidad** en la elaboración del plan de formación del departamento de **producción.**
- Pasar por las distintas secciones para **buscar solución a los problemas técnicos** que surjan y no puedan ser resueltos por los jefes de equipo de cada sección.
- Analizar, buscar soluciones y anotarlas en las **reclamaciones técnicas** planteadas por los clientes.
- **Comunicarse con los clientes** para aclarar los problemas técnicos que planteen y acordar soluciones viables para el cliente y para el laboratorio.
- **Preparar las impresiones** de los implantes dentales.
- **Poner en funcionamiento la maquinaria** nueva adquirida por la empresa.
- Dejar siempre por escrito las **instrucciones completas en las fichas de la solución que se debe dar a un trabajo.**
- **Delegar siempre en recepción la confirmación de fecha de entrega** de un trabajo al cliente.

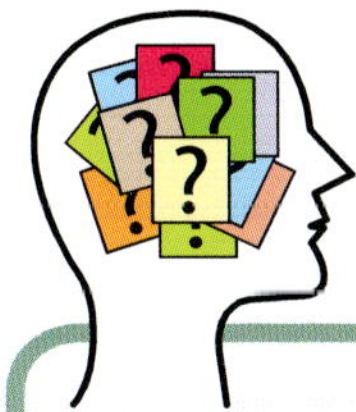

RECUERDA QUE

El jefe de taller debe buscar la solución de los problemas que surjan y comentarlos con el clínico si lo cree oportuno.

1.5. Jefe de recepción

Funciones y responsabilidades:

- **Informar al departamento comercial** de las entradas de nuevos clientes, pasando solo datos del cliente, no material.
- Organizar **rutas de mensajeros** y control de la imagen y aspecto de los mismos.

- **Controlar envíos y entregas** de material y correo a clientes y solucionar los problemas de las mensajerías.
- Controlar la **organización y limpieza** de su sección.
- Proponer **mejoras de gestión** en su sección: materiales, personal, etc.
- Hacer la **programación de fechas de los trabajos** a realizar por las secciones de fabricación.
- Avisar con antelación suficiente a los clientes para **comunicar retrasos** en los trabajos.
- **Colaborar con el jefe de taller** para el buen funcionamiento de este.
- Resto de funciones y responsabilidades establecidas como generales para jefe de equipo.
- Controlar y archivar todas las **órdenes de pedido de los clientes** después de la entrega de los trabajos a estos.

1.6. Ayudante de recepción

Funciones y responsabilidades:

- **Recoger llamadas** e informar al interesado de los mensajes recibidos.
- **Realizar el empaquetado y desempaquetado** de los envíos y su control.
- Realizar la **identificación de las cubetas.**
- Realizar **llamadas a clientes** requeridas por dirección, jefe de taller o por jerarquía superior.
- Archivar **fichas de trabajo y albaranes.**
- **Colaborar con el departamento de administración** en las funciones que sean solicitadas.
- Esmero en la **calidad de su trabajo.**
- **Cuidado y mantenimiento de las instalaciones** de su sección y en la empresa en general (limpieza, organización).
- **Cuidar del clima general de trabajo,** con la observancia estricta de las normas de funcionamiento de la empresa.
- Participar en la observancia de los intereses generales de la empresa.
  - **Sustituye a:** jefe de recepción en sus ausencias.
  - **Sustituido por:** jefe de recepción.

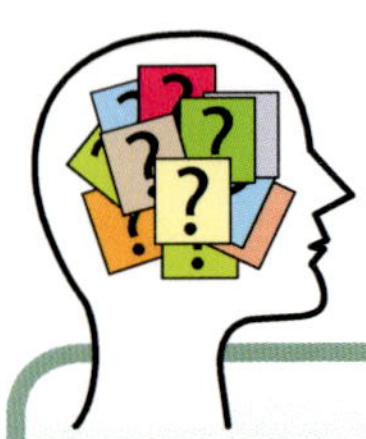

RECUERDA QUE

Un ayudante de recepción se debe preocupar de que los mensajes lleguen al interesado.

1.7. Ayudante de administración

Funciones y responsabilidades:

- Ayuda al director administrativo en sus tareas.
- Es responsable de **controlar los cobros y pagos,** así como del archivo de toda la documentación administrativa y de la facturación mensual.
- Realiza **funciones de secretaría y atención de llamadas** que no sean de consulta técnica.
- **Ayuda también al gerente** en sus tareas y puede sustituir al jefe de recepción.

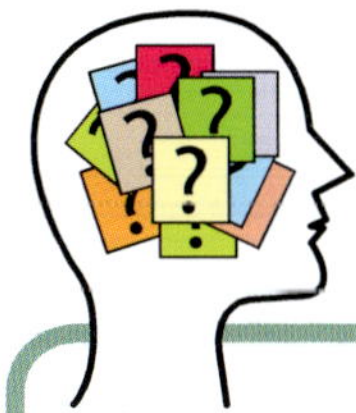

RECUERDA QUE

El recadista o repartidor se encarga de entregar y recoger las prótesis en las clínicas, pero también es la imagen directa del laboratorio.

1.8. Recadista

Es el encargado de **repartir y recoger las prótesis** encargadas por los clientes, así como los materiales y documentos afines a la empresa o a su gerente, bajo la supervisión y planificación del jefe de recepción.

1.9. Jefe de sección

Funciones y responsabilidades:

- **Planificación del trabajo diario,** repartiendo equitativamente el trabajo en la sección.
- Promocionar la **autoformación** y fomentar la formación del personal de su sección.
- **Esmero en la calidad de su trabajo y del personal de su sección,** revisando las fases del trabajo de ayudantes y auxiliares, indicándoles cómo mejorarlo y solucionar los problemas que surjan.
- Control y supervisión del desempeño de **funciones de su equipo,** así como de la actitud del personal (comportamiento, aseo personal, orden).
- **Cuidado de las instalaciones** en su sección y en la empresa en general (limpieza, organización), así como del gasto de material.
- **Controlar las fechas** de terminación de los trabajos asignados a la sección.
- **Cuidar del clima general de trabajo,** con la observancia estricta del personal a su cargo de las normas de funcionamiento de la empresa.
- **Coordinación** con el resto de unidades de la empresa.
- Participar en la observancia de los intereses generales de la empresa.
- **Dar el visto bueno** final a los trabajos confeccionados en su sección.

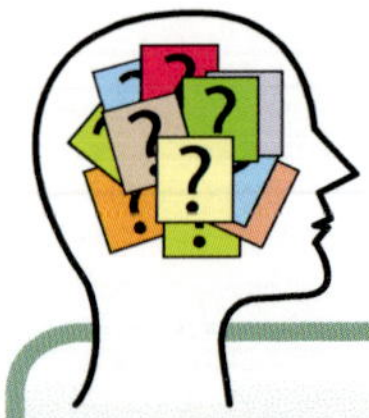

RECUERDA QUE

El responsable de los colados deberá tener siempre un control de los metales que hay en el almacén para no parar la producción.

1.10. Colados

Es el responsable y **encargado del colado de todos los metales,** así como de la limpieza de las estructuras, del peso, control, custodia y solicitud de los metales, y del mantenimiento y buen funcionamiento de maquinaria, materiales y herramientas que están a su cargo.

Además, una vez finalizado su trabajo, deberá pasar a ayudar a diferentes tareas, bajo la supervisión de un jefe de equipo. Es encargado y responsable de tener al corriente de sus tareas a los jefes de equipo de metal en todas sus fases, para poder ser sustituido por uno de ellos si él faltara.

1.11. Ayudante y auxiliar escayola

Son los **encargados del vaciado de las impresiones y montaje de articuladores.** Además son responsables de realizar periódicamente la limpieza y conservación de la maquinaria, herramientas y piezas de trabajos (pins, chapas de colores, imanes, etc.) como del mobiliario en general de su sección y trabajo burocrático encomendado por su jefe de equipo, jefe de taller o gerente.

1.12. Ayudantes y auxiliares

Deben **confeccionar correctamente todas las fases de los trabajos,** de principio a fin, que se realicen en su sección bajo supervisión del jefe de equipo. Además son los encargados de realizar periódicamente la **limpieza y conservación de la maquinaria, herramientas, mobiliario** en general y trabajo burocrático encomendado por su jefe de equipo, jefe de taller o gerente.

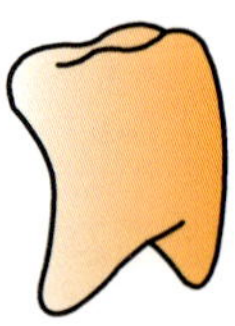

Los aprendices son los encargados de confeccionar las partes más sencillas de las prótesis, que irán aumentando en dificultad a medida que vayan adquiriendo práctica.

1.13. Aprendices

Son los encargados de **confeccionar las partes más sencillas de las prótesis,** que irán aumentando en dificultad a medida que vayan adquiriendo la suficiente práctica en las tareas encomendadas, bajo supervisión y vigilancia de su superior, ayudante-auxiliar o jefe de equipo.

Es además responsable de realizar periódicamente la limpieza y conservación de la maquinaria, herramientas, mobiliario en general y trabajo burocrático encomendado por su jefe de equipo, gerente o jefe de taller.

1.14. Mantenimiento

Es la persona encargada y responsable de la **reparación, limpieza y mantenimiento de las máquinas, herramientas e instalaciones** del laboratorio, así como de supervisar el funcionamiento de todas ellas. También se ocupa de la calibración de las máquinas que lo requieran y de entregar al ayudante de administración las informaciones y garantías de la maquinaria.

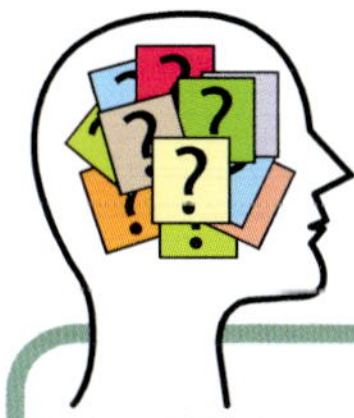

RECUERDA QUE

El encargado de mantenimiento debe llevar un cuaderno de control con las fechas de calibración de las máquinas.

1.15. Comercial

Funciones y responsabilidades:

- **Recopilar los datos completos del cliente nuevo,** cumplimentando ficha de cliente: nombre, NIF, dirección completa, forma de pago y antecedentes del mismo, si los hubiera.
- **Visitar a clientes nuevos,** informándoles de la forma de trabajo de la empresa, plazos de entrega, precios, forma de pago y toda aquella información que demande el cliente.
- Confección de **material publicitario y demostrativo** (anuncios, mailing, congresos, exposiciones y otros).
- Realización de informes periódicos de evolución de clientes.

2. MATERIALES PARA LA FABRICACIÓN DE PRÓTESIS

Los materiales necesarios para la elaboración de las prótesis son muy variados, dependiendo del tipo de prótesis: fija, removible, ortodoncia, etc. Los materiales pueden dividirse en dos tipos: a) aquellos que se necesitan para la elaboración del producto, pero que **no irán en el producto final,** es decir, no irán a la cavidad bucal del paciente; y b) aquellos que **sí estarán incluidos en el producto final.**

El éxito o el fracaso de muchas prótesis depende de la buena elección de los materiales.

Debemos pensar que muchos de estos materiales quedan fijos en la boca del paciente durante largo tiempo y otros solo son retirados para su limpieza. Estos materiales deben resistir unas condiciones muy adversas, con cambios de temperatura, variación de alcalinidad o acidez de la saliva y sobrecargas en la masticación o en la bruxación.

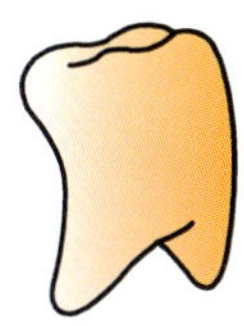

El éxito o el fracaso de muchas prótesis depende de la buena elección de los materiales.

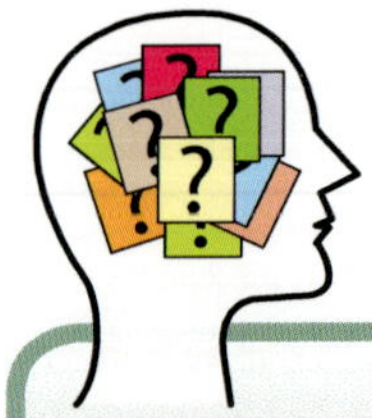

RECUERDA QUE

Para cada fase de fabricación se utilizarán diferentes tipos de yeso.

Asimismo, en la elección de los materiales debemos tener en consideración su nivel de toxicidad, el cual debe ser nulo para los productos que irán a la boca y lo menos invasivo posible para los que manipulamos los Técnicos (debemos protegernos con todos los elementos que sean necesarios).

2.1. Materiales no incluidos en el producto final

Entre los materiales necesarios para la fabricación, pero que no estarán presentes en el producto final y, por lo tanto, no irán a la boca del paciente tenemos:

2.1.1. *Yeso*

El yeso es un mineral en polvo blanco. Su nombre químico es sulfato de calcio dihidratado $CaSO_4 - 2H_2O$. Se utiliza **mezclado con agua** para la fabricación de los moldes o modelos que deben ser una reproducción fiel y real de la boca del paciente.

La morfología, tanto de los tejidos duros como de los tejidos blandos, la registra el clínico con una impresión en boca, la cual vaciaremos con yeso para lograr esa reproducción exacta. Dependiendo de la necesidad para la fabricación de los diferentes tipos de prótesis utilizaremos yesos de mayor o menor dureza. Para conseguir tal finalidad, los fabricantes añaden a los yesos otros materiales sintéticos: así denominaremos **tipo 4 al yeso extraduro o piedra** y **tipo 1** al también denominado **yeso blanco o escayola París** que sería el utilizado para zocalar los modelos (Figura 2).

Los principales requisitos para los trabajos protésicos son su precisión dimensional y sus propiedades mecánicas. La precisión dimensional es muy importante y, durante el fraguado de los moldes, estos cambios dimensionales o expansivos deben ser mínimos, ya que sino falsearían la dimensión final. El yeso una vez fraguado debe ser duro para **resistir una fractura accidental,** así como el desgaste con la manipulación en los diferentes procesos de fabricación de las prótesis. Debe ser **compatible con aquellos materiales con los que va a estar en contacto** para que no se dañe o descomponga ninguno de ellos.

2.1.2. *Ceras* (Figura 3)

Las ceras forman un grupo de materiales termoplásticos que sirven **para conformar las prótesis** previamente, **antes de pasarlas al material definitivo.**

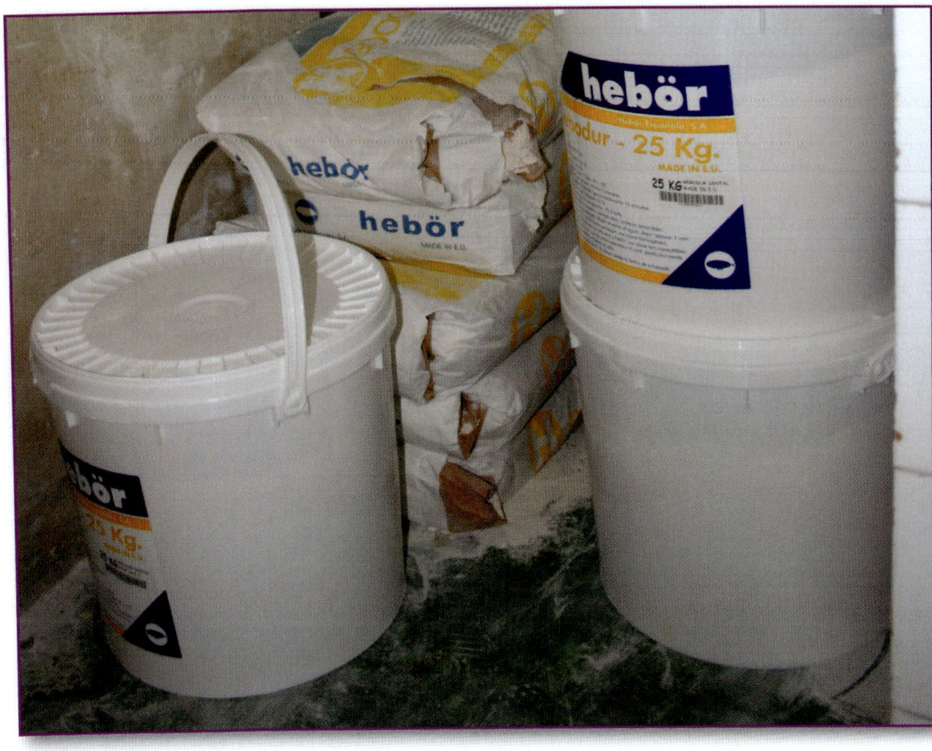

Figura 2. *Escayola.*

RECUERDA QUE

Las escayolas absorben la humedad por lo que se deben almacenar en sitios secos.

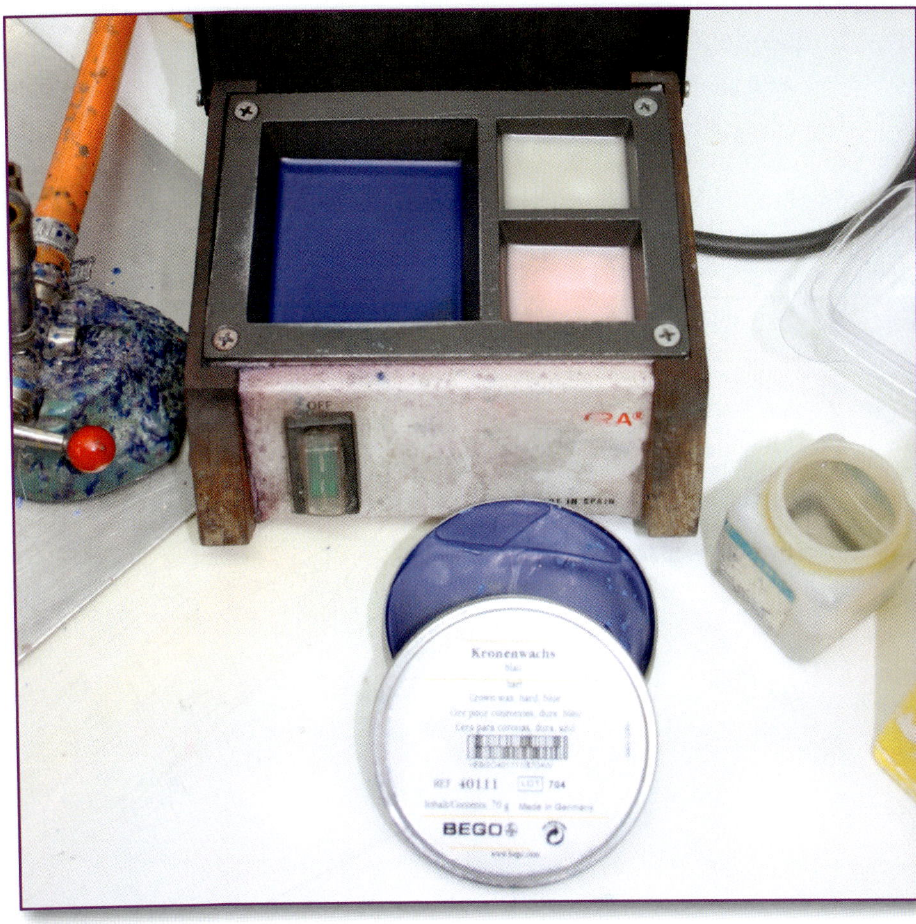

Figura 3. *Ceras.*

RECUERDA QUE

Los líquidos del revestimiento cristalizan a baja temperatura, por lo que hay que prestar atención para su almacenamiento.

Las características principales de una buena cera dental son que deben ser **fáciles de conformar, no deben producir cambios dimensionales** una vez dada la forma y, al eliminarlas bien con agua a alta temperatura o quemándolas, **no deben dejar residuos.**

Hay gran variedad de tipos de ceras para según qué tipo de utilización: blandas y flexibles para registros de oclusión, duras para modelado de fija o fresado, preformadas para removibles metálicos, fotopolimerizables, etc.

2.1.3. *Revestimientos* (Figura 4)

Los materiales de revestimiento son una mezcla de sílices, yesos y fosfatos que, con ayuda de un aglutinante, forman un material refractario **capaz de resistir altas temperaturas** sin degradarse. Los grados de expansión térmica deben ser controlables con la mezcla de los líquidos que se utilizan para su fraguado y los aumentos de temperatura que nos permiten los programas de los hornos de calentamiento.

Su utilización dentro del laboratorio es necesaria para la denominada ''técnica de la cera perdida'' por la cual un patrón de cera o plástico lo transformamos en el metal o aleación deseados, creando el revestimiento que debe ayudarnos para que el resultado del producto final metálico sea exacto al patrón modelado en cera. Es muy importante la elección de un buen revestimiento, ya que algunos metales funden por encima de los 1.400 °C y necesitamos un material capaz de retener sus características a tan alta temperatura.

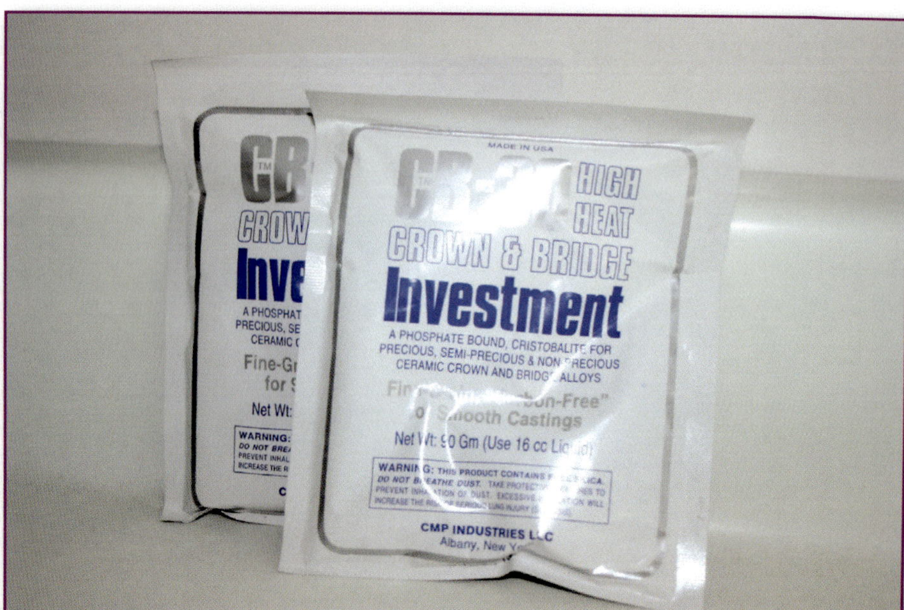

Figura 4. *Revestimiento.*

2.2. Materiales incluidos en el producto final

Entre los materiales utilizados para la fabricación y que acabarán dentro de la cavidad bucal tenemos:

2.2.1. *Metales* (Figura 5)

Son muchos los metales y aleaciones que se pueden utilizar para la fabricación de las prótesis. Cada uno de ellos debe tener las **características y cualidades idóneas para el tipo de producto** que se desea fabricar.

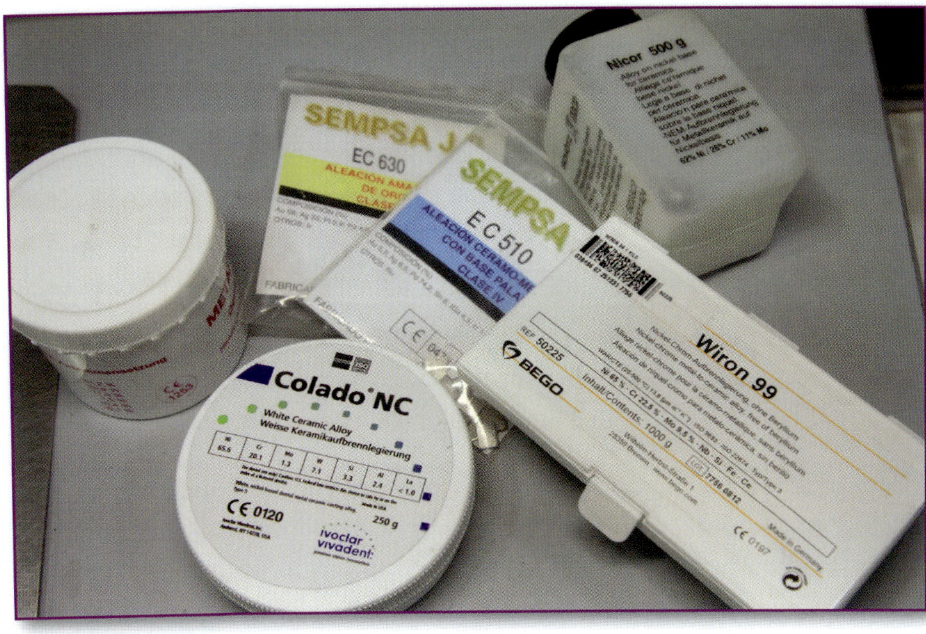

Figura 5. *Metales.*

Hay varios métodos para utilizar los metales en la fabricación de las prótesis: en frío para retenedores y bandas de ortodoncia, en sistema de colado para prótesis fija y removible, en electrodeposición para cofias y coronas, en bloque de metal para fresado, con soldadura láser para sinterización, etc.

Para cada sistema necesitaremos diferentes características: para retenedores necesitaremos un metal dúctil; para colado un metal con un coeficiente de expansión controlado a la hora de pasar de líquido a sólido; y para fresado un metal más blando, pero que no pierda sus cualidades de resistencia.

> *La elección del metal para la realización de la prótesis nos la indicará el profesional cualificado en la prescripción.*

Las aleaciones y los metales son de muy variada composición: tendremos el acero para retenedores y ortodoncias; el **cromo-cobalto,**

RECUERDA QUE

El óxido que genera el metal es la unión entre la estructura y la cerámica; la unión es, por tanto, química y no física.

cromo-níquel y el **titanio** para removible metálica, prótesis fija e implantes; el **circonio** para prótesis fija; así como una gran variedad de aleaciones para fresado y colado con base **oro, paladio, platino, etc.**

La elección del metal para la realización de la prótesis nos la indicará el profesional cualificado en la prescripción, pero seremos los Técnicos quienes debemos asesorarle en la idoneidad de su elección para cada tipo de trabajo.

La principal característica que debe tener un metal para su utilización es la **biocompatibilidad.** Muchas aleaciones contienen ciertos componentes tóxicos o con posibilidad de producir alergias a ciertos pacientes, motivo por el cual es importante el estudio clínico antes de utilizarlas.

2.2.2. *Porcelanas* (Figura 6)

La porcelana fundida se ha utilizado desde hace muchos años para la prótesis dental. Por su **cualidad** a la hora de conseguir muchas tonalidades, por su **dureza** y por su **traslucidez** puede que sea el material idóneo para igualar la estética y función de un diente natural.

La composición de las porcelanas dentales ha variado a lo largo de los años y continúa variando, ya que los fabricantes hacen innovaciones en su fabricación para conseguir mejores prestaciones.

En el proceso de fusión dentro del horno lo que se realiza es la unión de todos los componentes, en polvo, gracias a los fundentes unidos a los demás componentes sin producir ningún otro aumento significati-

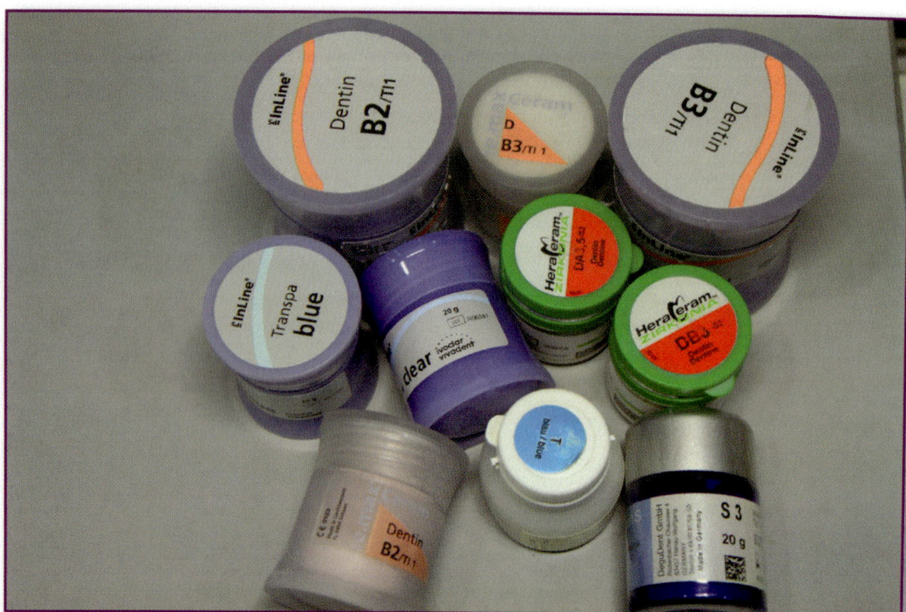

Figura 6. *Diferentes tipos de cerámicas.*

vo de la reacción entre los fundentes y el resto de componentes. Los **polvos de porcelana** están unidos a pigmentos que suelen ser óxidos metálicos que permanecen estables a la temperatura de fusión.

De las primeras porcelanas utilizadas, que tenían una base de caolín, sílice y feldespato, a las utilizadas hoy en día hay un gran cambio. Hoy en día se hacen porcelanas con añadidos de silicato.

La utilización de las porcelanas es también variada: podemos utilizarla **para recibimientos de metal, inyectada o fresada.**

Las cerámicas en conjunto están compuestas a base de feldespato, cuarzo y caolín, modificadas en la actualidad. Poseen un magna de feldespato en el que están dispersas partículas de cuarzo y, en menos medida, caolín. Al descomponerse el feldespato se convierte en vidrio, que aporta translucidez, el cuarzo aporta el tono cristalino y el caolín la elasticidad y manejo. Antes de cocer se añaden pigmentos para obtener las tonalidades.

- **Cerámicas feldespáticas para restauraciones con metal.** Son las cerámicas más usadas en el mercado y van sobre una estructura metálica, bien en Cr-Co, Cr-Ni, etc.
  - La primera parte del proceso consistiría en opacificar las estructuras con una base de opaco y posteriormente se cubriría con cerámica de la forma convencional. Al llevar una estructura metálica tiende a ser más gris y opaca, por ello se empezaron a desarrollar las cerámicas llamadas "sin metal".

- **Las cerámicas feldespáticas sin metal** más utilizadas son las cocidas sobre moldes de revestimiento o láminas de platino. Son difíciles de rectificar una vez separadas del molde.
  - Las feldespáticas inyectadas consisten en pastillas de cerámica enriquecidas con leucita, que se vitrifican a altas temperaturas de manera muy similar al sistema de fundido de metal.
  - Actualmente existen casas comerciales que han modificado la masa cerámica de feldespato añadiendo silicato de litio y otro fosfato de litio; esto mejora la resistencia y aumenta la opacidad, por lo que es aconsejable que sea recubierto con cerámica feldespática convencional.

- **Cerámicas feldespáticas sin metal de alta resistencia.** La evolución de estas dio como resultado las cerámicas de alta resistencia, con más alto contenido en feldespato que aumenta la resistencia de 100-300 MPa (megapascal). Las diferentes casas comerciales las lanzaron al mercado. La resistencia se debe a la dispersión de microcristales de leucita, que hacen que se refuerce la cerámica.

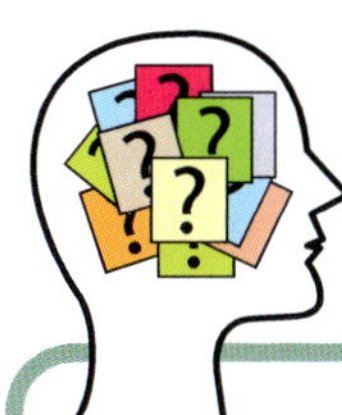

RECUERDA QUE

Los botes de cerámica se deben agitar para mezclar sus componentes.

RECUERDA QUE

Los líquidos para mezclar con las resinas deben almacenarse con unas condiciones idóneas de luz y temperatura.

- **Cerámicas de alúmina.** En un principio se hicieron núcleos o estructuras; estas incorporaban magnesio a la fórmula anterior. El óxido de magnesio (28%), junto con el óxido de aluminio (72%), forman el denominado espineta (MgAl204). La ventaja es su estética ya que tiene un 25% más de resistencia que las anteriores. Estas se infiltran con vidrio y aumentan la dureza, llegando a ser utilizadas en puentes y restauraciones posteriores.
- **Cerámicas para circonio.** Las más novedosas, consisten en óxido de circonio sinterizado (95%) con óxido de litio (5%). Este también se reconoce con el nombre de circonio o circonia; este material es muy resistente por su microestructura cristalina.

2.2.3. Resinas compuestas para recubrimiento

Este material, también denominado composite, se utiliza para recubrimiento en prótesis fijas o provisionales (Figura 7).

Los composites son, en realidad, el resultado de la unión de tres compuestos: una **base** y un **catalizador,** que nos dan un material de relleno, y un **agente de unión** o *blonding.*

Tenemos varias formas para el endurecimiento de este material: a) por exposición a la luz, y diríamos que es un composite **fotopolimerizable;** b) si utilizamos el calor y la presión, lo denominamos **termopolimerizable;** y c) la unión de los dos nos daría un composite **fotoautopolimerizable.**

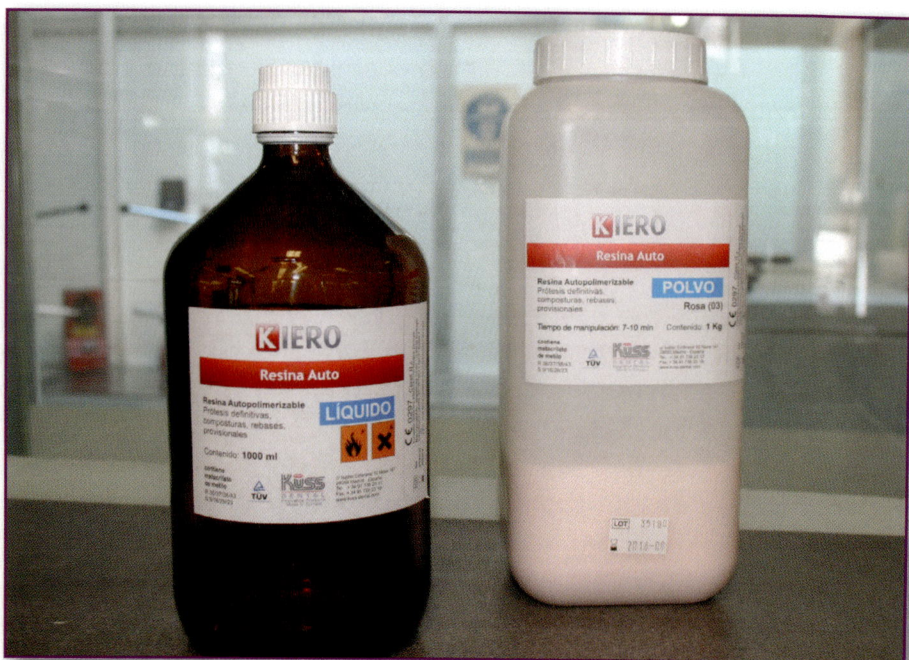

Figura 7. *Resinas.*

Su dureza es menor que la porcelana, lo cual puede ser una ventaja, ya que evitaríamos la abrasión de los antagonistas si son dientes naturales, así como la sobrecarga de los implantes.

El inconveniente es que se desgasta más rápidamente que la porcelana.

Una ventaja sería que puede repararse directamente en boca.

2.2.4. *Materiales acrílicos para prótesis*

La resina acrílica es el material más utilizado para confeccionar prótesis. El principal componente son granos de **polimetilmetacrilato** que, unido al conjunto líquido MMA (monómero de metilmetacrilato), crean una pasta maleable que, por acción del calor y a veces la presión, precipita un escape de radicales libres que producen una temperatura exotérmica que aglutina el producto, convirtiéndole el monómero en polímero.

Las **características** principales de la base acrílica para prótesis son:

- **Físicas:**
  - Deben tener el **mismo aspecto que los tejidos bucales** para conseguir una buena estética.
  - Buena **estabilidad dimensional,** para que las prótesis no cambien con el tiempo.
  - Un **bajo peso específico,** para que sean ligeras y fáciles de llevar. Esto reducirá el desplazamiento de la prótesis superior por efecto gravitatorio.
  - Una **buena conductibilidad térmica** para que el paciente pueda percibir los estímulos de los alimentos fríos o calientes y no sufrir experiencias dolorosas en el esófago o en el estómago (Figura 8).
  - Que sea **radio-opaca** para que en caso de tragársela por accidente o rotura se pueda detectar radiológicamente la prótesis o un fragmento de ella.

- **Químicas:** el material debe ser **inerte químicamente,** así como insoluble en líquidos y no debe absorber líquidos, ya que haría que la prótesis resultase antihigiénica.

- **Biológicas:** el material **no debe ser irritante ni tóxico** para el paciente.

- **Mecánicas:**
  - Las prótesis deben ser **rígidas** para evitar una deformación. Aunque hoy en día se utilizan materiales más elásticos, estos deben tener un modo de deformación controlado para que no se cree una deformación permanente que inutilizaría la prótesis.

Los materiales acrílicos deben tener una buena estabilidad dimensional para que las prótesis no cambien con el tiempo.

En primer lugar se dará de alta informáticamente el trabajo y se generará una orden interna del trabajo. A continuación procederemos a derivarlo a la sección correspondiente del laboratorio según el producto a fabricar.

- **Resistente a la torsión** para resistir a las fracturas, aunque con el tiempo el material produce un mecanismo de fatigas que crea tensión de flexión y se producen pequeñas fisuras o grietas.
- **Resistencia a los impactos** en caso de caída en la manipulación de limpieza o en caso de accidente (automóvil).

3. MÉTODOS DE FABRICACIÓN DE CADA UNO DE LOS TIPOS DE PRÓTESIS

Como indicábamos en el capítulo anterior (Capítulo 4), todo laboratorio dental debe crear unos **procedimientos normalizados de trabajo,** los cuales orientarán al protésico en la elaboración de las prótesis. La responsabilidad de aplicación de estos procedimientos normalizados de trabajo recae en todo el personal del laboratorio.

Los procedimientos deben indicar, de forma clara y específica, todos los **pasos para la fabricación de las prótesis dentales.** A continuación indicamos un ejemplo de un procedimiento normalizado de trabajo. Cada laboratorio debe tener el suyo según sus necesidades y debe estar a disposición de todo el personal que trabaje en él, tanto Técnico como auxiliar.

Ejemplo de realización de los Procedimientos Normalizados de Trabajo

Para empezar a fabricar cualquier producto de prótesis dental es necesario, en primer lugar, la **prescripción y las impresiones de la boca** del paciente enviadas por el facultativo autorizado. El técnico responsable del laboratorio comprobará que todo es correcto y, según el tipo de prótesis, comenzará a realizar los siguientes pasos:

- En primer lugar se dará de alta informáticamente el trabajo y se generará una **orden interna del trabajo** a realizar, la cual acompañará al trabajo durante todos los procesos de fabricación y en la cual se anotarán todos los **pasos realizados,** así como los **aditamentos y materiales colocados** que serán necesarios para la creación de la trazabilidad y la documentación final del producto. También quedarán registrados los **trabajadores que han intervenido** en su fabricación.

- A continuación procederemos a derivarlo a la sección correspondiente del laboratorio según el producto a fabricar.

3.1. Prótesis

3.1.1. *Prótesis removible metálica*

- Preparación de los modelos (Figura 8).
- Comprobar si es necesaria una cubeta individual (Figura 9).
- Comprobar si son necesarios rodetes de articulación.
- Montaje en articulador (Figura 10).
- Revisión del técnico responsable.
- Paralelización del modelo maestro (Figura 11).
- Duplicado en revestimiento.
- Diseño del removible.
- Encerado del removible, según diseño (Figura 12).
- Colocación en el cilindro y colado (Figuras 13).
- Anotación de marca del metal y lote utilizado en dicho colado.
- Repasado del metal, baño electrolítico y ajuste (en el modelo maestro) (Figura 14).
- Pulido.
- Revisión del técnico responsable.
- Prueba de ajuste en el paciente, realizada por el clínico, si la prescripción lo indica.
- Montaje de dientes y encerado.
- Anotación de marca de dientes y lote empleado en dicho montaje.
- Revisión del técnico responsable de la función y estética.
- Enmuflado o realización de los frentes posicionadores (según la técnica empleada).
- Polimerización del acrílico.
- Anotación de marca y lote del acrílico utilizado.

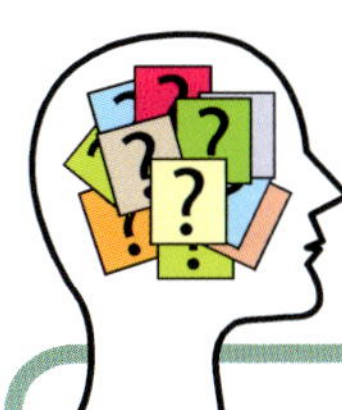

RECUERDA QUE

Los líquidos del baño electrolítico no deben vaciarse en los desagües, ya que son muy contaminantes.

- Repasado, control de oclusión y pulido.
- Control de calidad del técnico responsable.
- Limpieza de la prótesis (Figura 15).
- Empaquetado.
- Emisión de la documentación que acompaña a la prótesis (Figura 16).

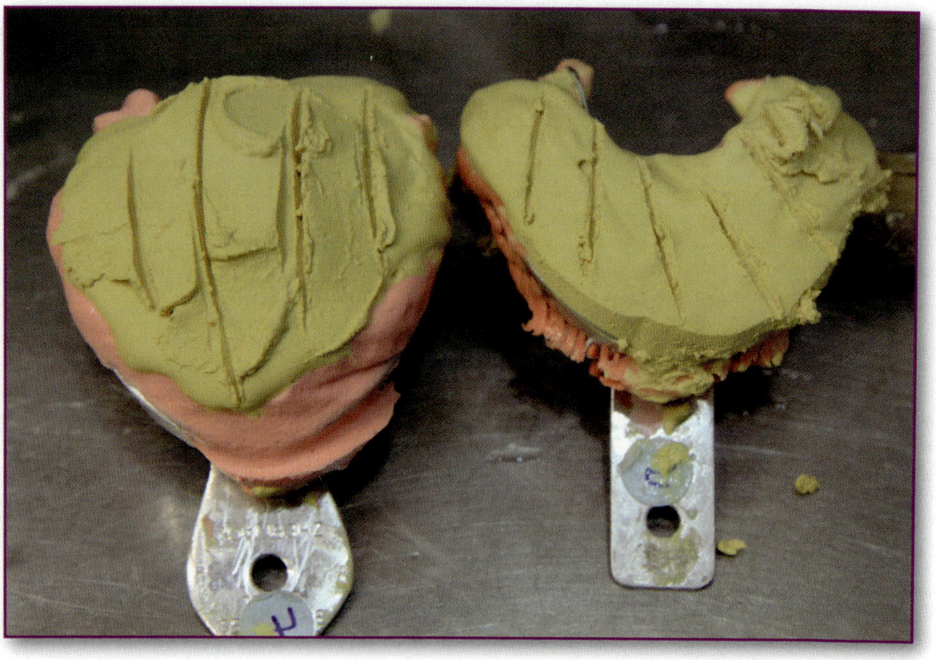

Figura 8. *Vaciado de modelos.*

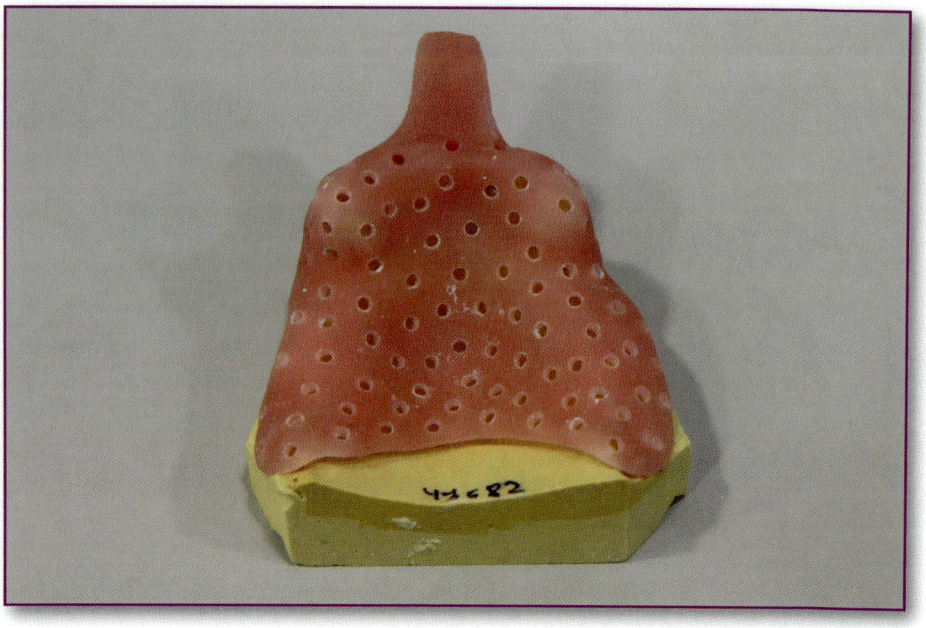

Figura 9. *Cubeta individual.*

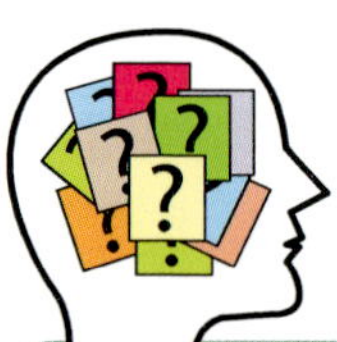

RECUERDA QUE

La cubeta individual se debe realizar conociendo la pasta de impresión que se utilizará en clínica para, de ese modo, realizar la retención necesaria.

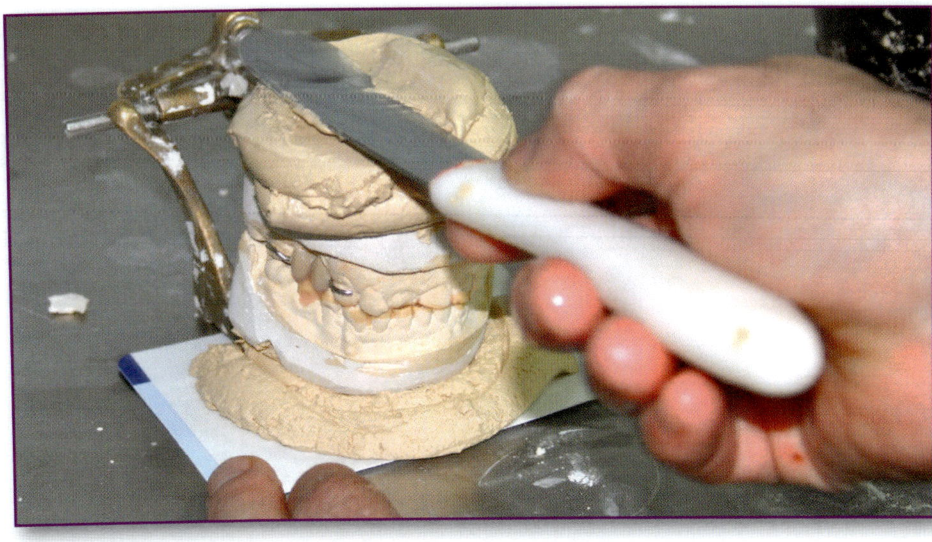

Figura 10. *Montaje en articulador.*

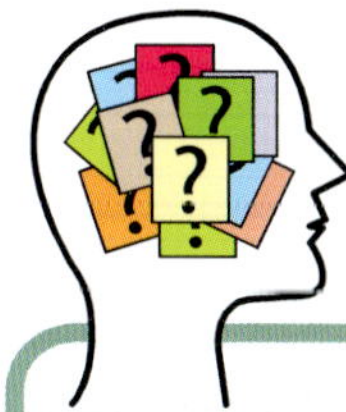

RECUERDA QUE

El paralelómetro nos indicará el ecuador del diente para marcar la zona retentiva de la no retentiva.

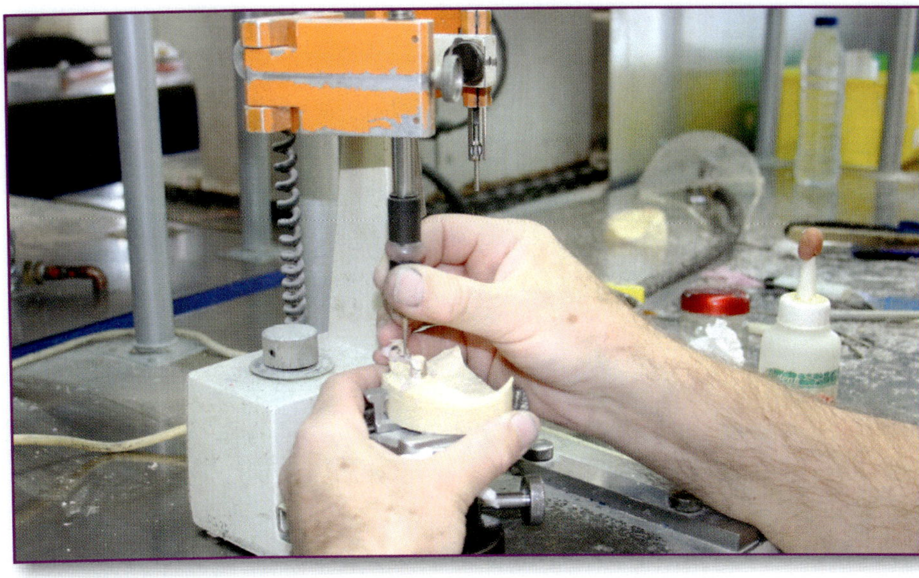

Figura 11. *Paralelización de modelo.*

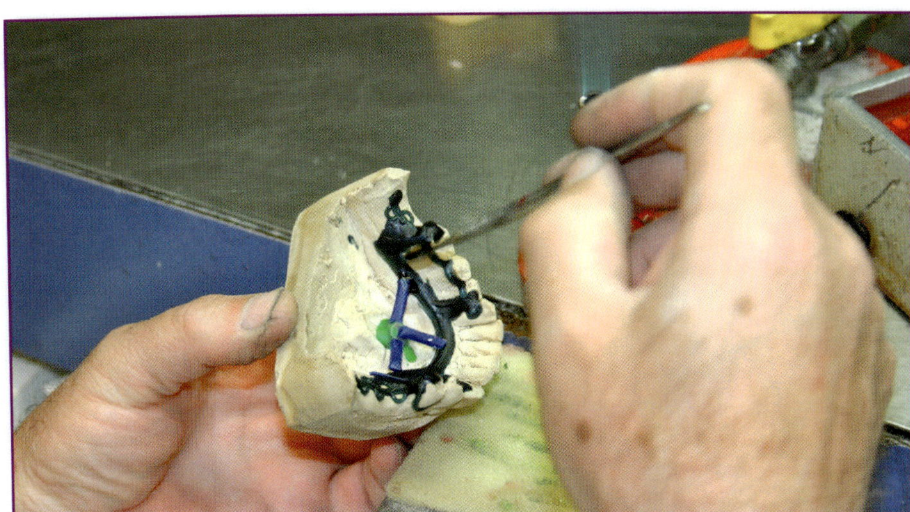

Figura 12. *Encerando la prueba de metal de un esquelético sin montaje.*

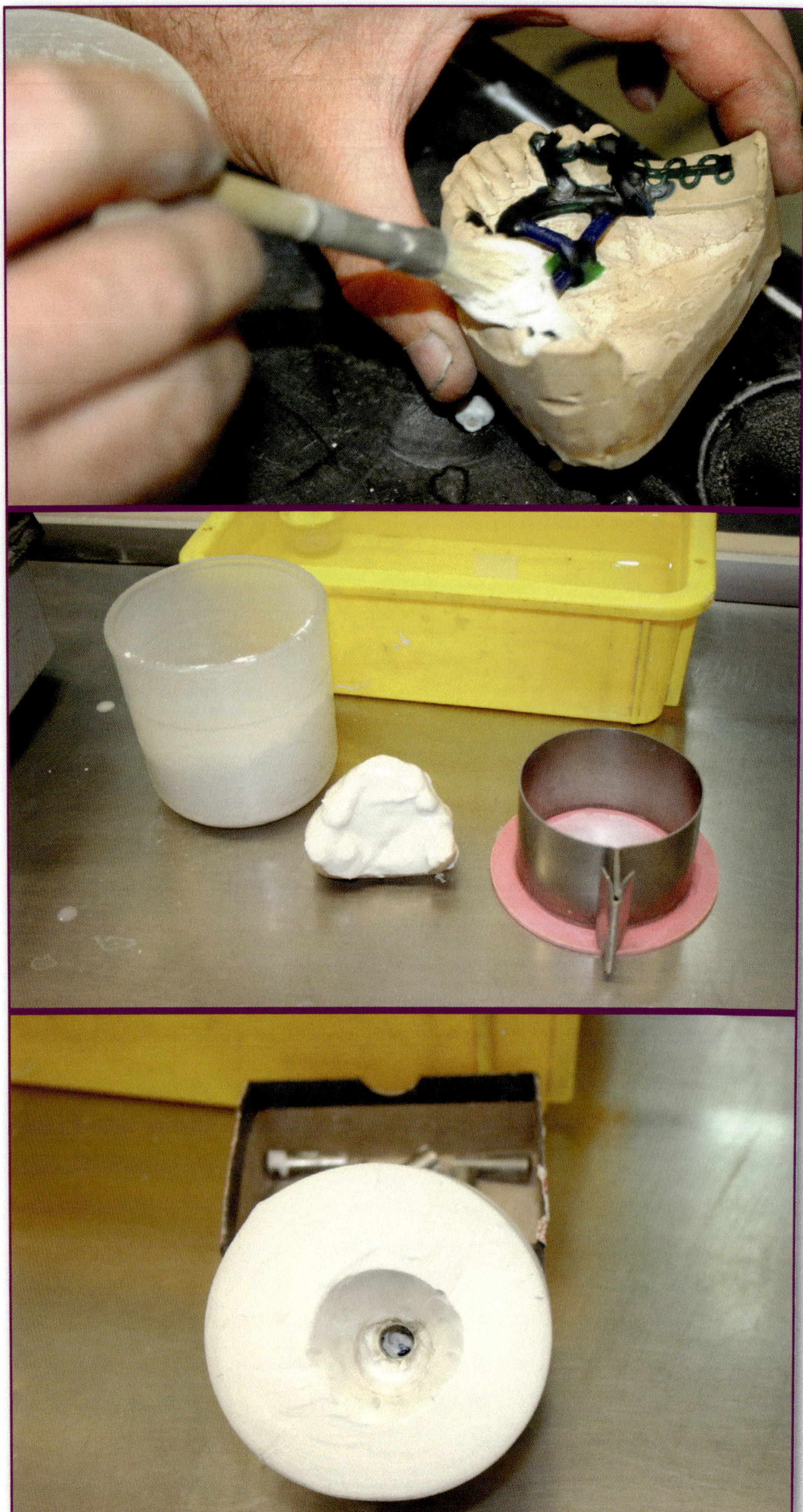

Figura 13. *Colocación en cilindro.*

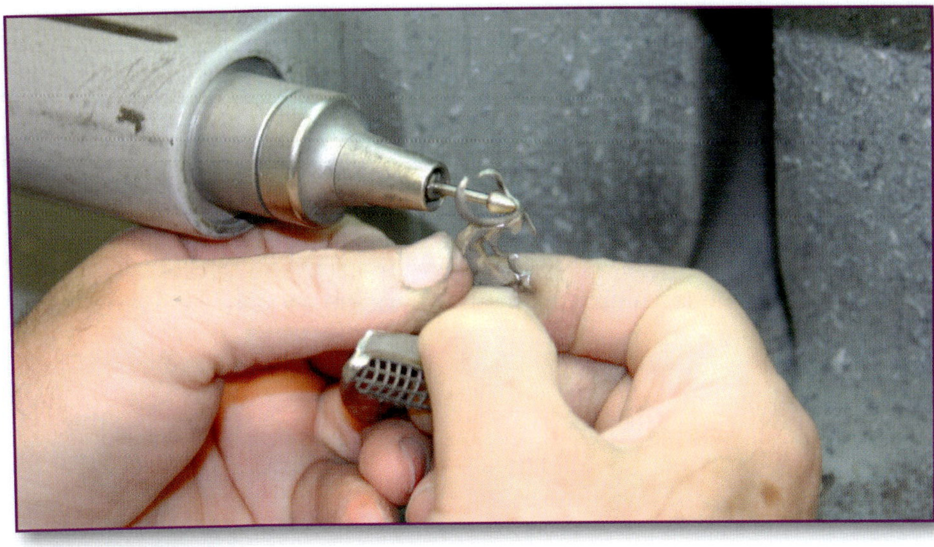

Figura 14. *Repasado esquelético diamante.*

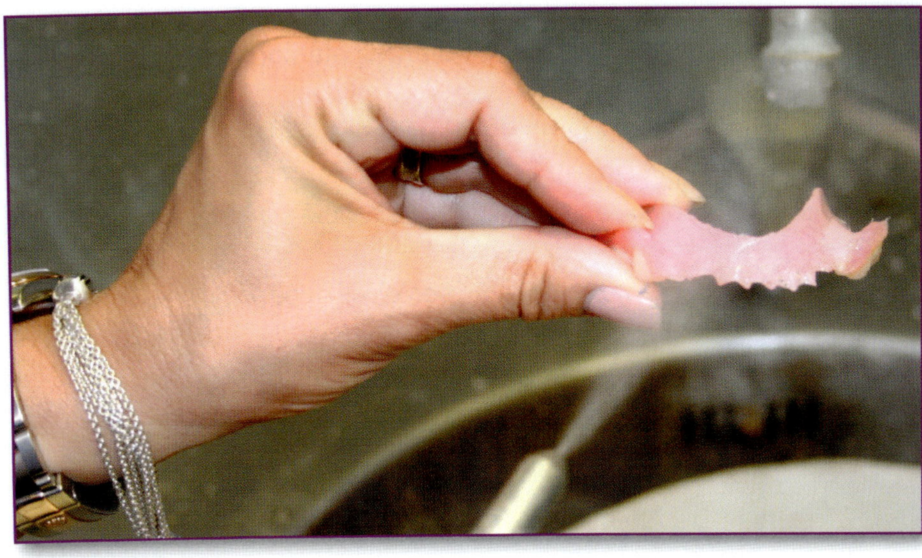

Figura 15. *Limpieza de prótesis.*

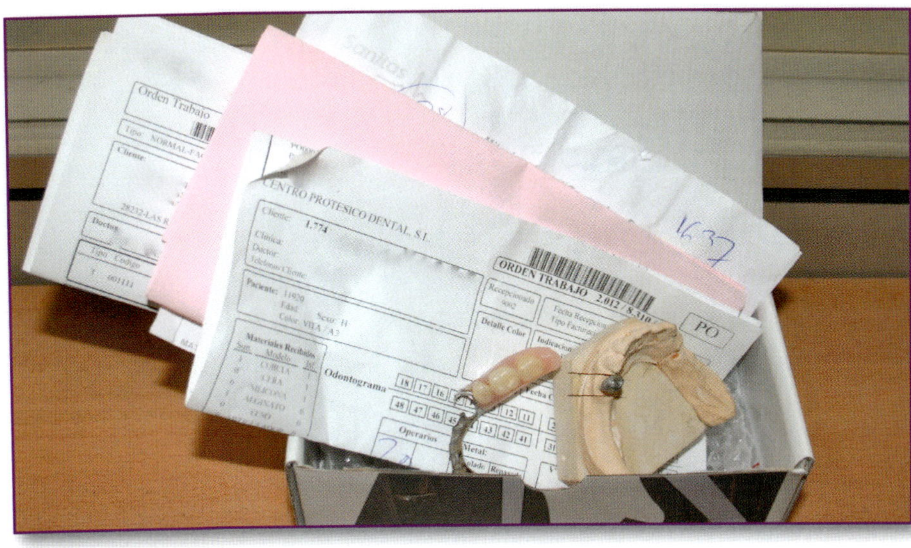

Figura 16. *Empaquetado de prótesis removible metálica.*

RECUERDA QUE

Al repasar el metal de un esquelético hay que dar siempre salida a la punta abrasiva que estemos usando en el motor para que no se atasque y pueda lesionarnos.

3.1.2. *Prótesis parcial y completa acrílica*

- Preparación del modelo (Figura 17).
- Comprobar si es necesario cubeta individual.
- Comprobar si son necesarios rodetes de articulación; si fuesen necesarios, se envían a clínica y a su recepción se realizan los modelos maestros (Figura 18).
- Montaje en articulador.
- Revisión del técnico responsable.
- Elección de los dientes para el montaje (Figura 19).
- Anotación de marca y lote de los dientes elegidos.
- Montaje de dientes y encerado (Figuras 20 y 21).
- Revisión del técnico responsable de la función y estética.
- Prueba en el paciente, realizada por el clínico, si la prescripción lo indica.
- Recepción en el laboratorio y realización de las correcciones indicadas, si las hubiese en la prescripción.
- Enmuflado (Figuras 22-24).
- Polimerización del acrílico.
- Anotación de marca y lote del acrílico elegido.
- Repasado, control de oclusión y pulido (Figuras 25-27).
- Revisión del técnico responsable.
- Limpieza de la prótesis (Figura 28).
- Empaquetado.
- Emisión de la documentación que acompaña a la prótesis.

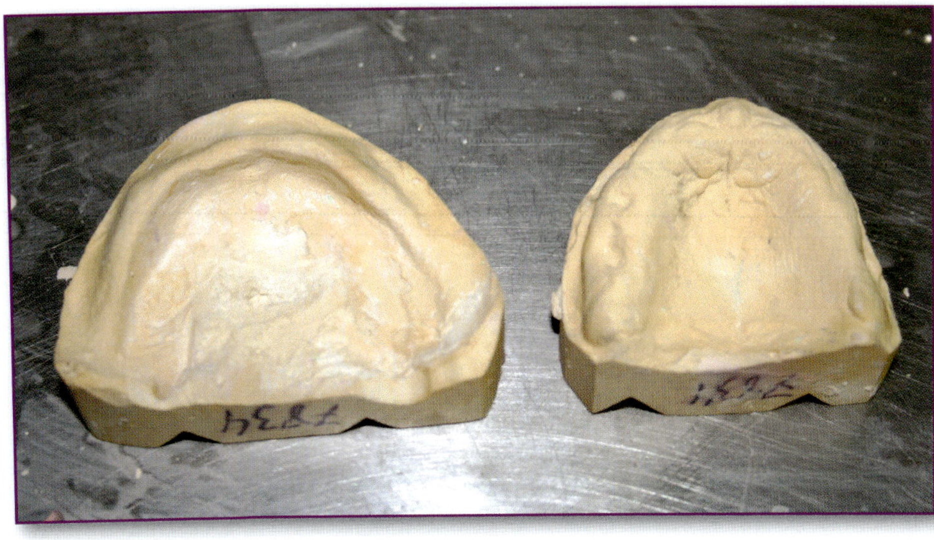

Figura 17. *Preparación de modelos maestros.*

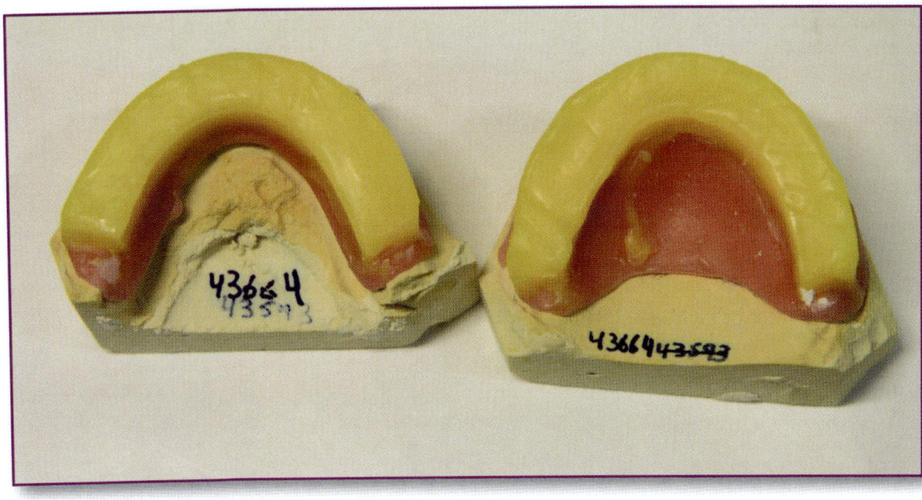

Figura 18. *Rodetes de articulación.*

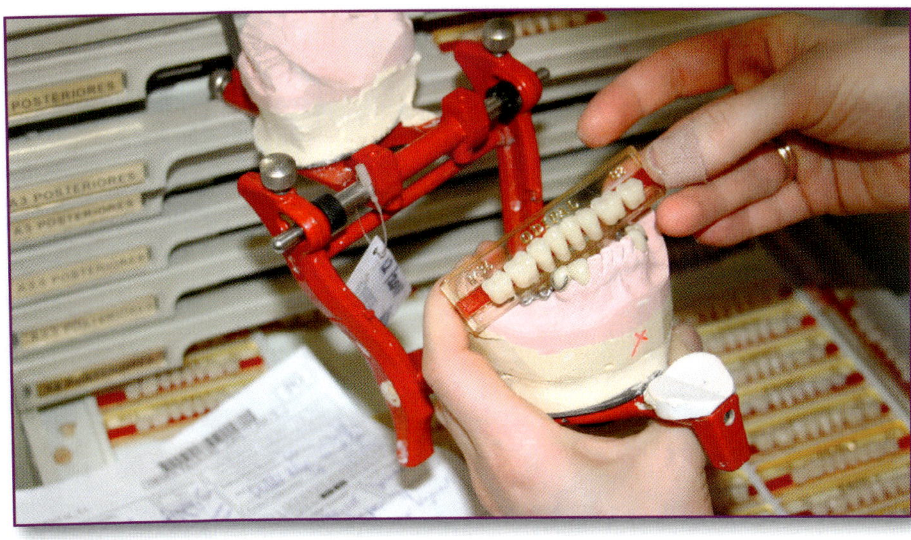

Figura 19. *Elección de dientes para montar.*

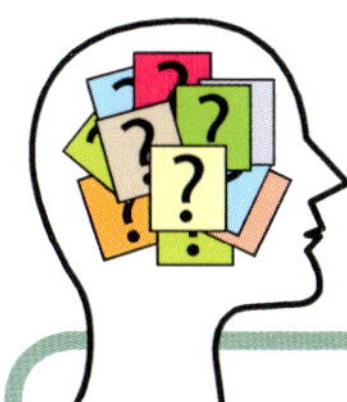

RECUERDA QUE

La elección de los dientes es un paso muy importante y requiere su tiempo, ya que una mala elección nos puede hacer tener que repetir la prueba y el montaje.

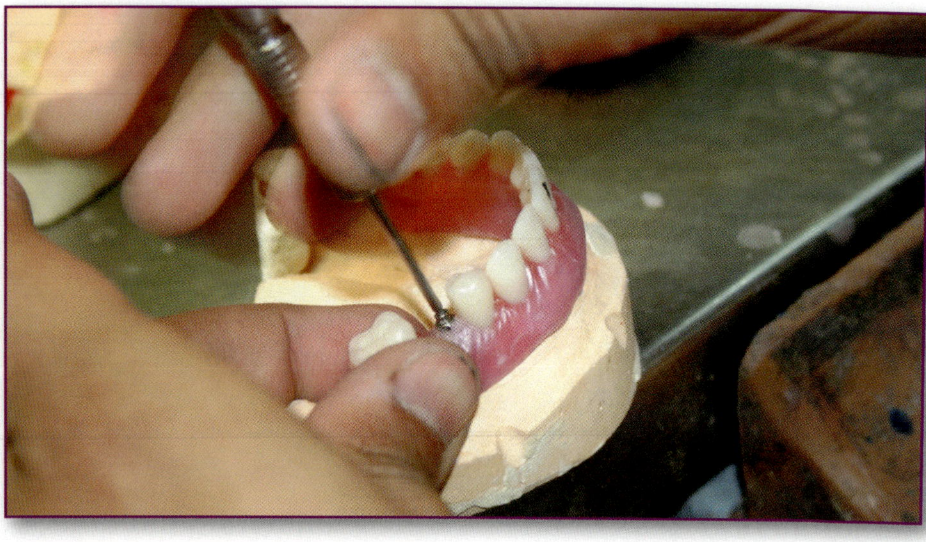

Figura 20. *Montaje de dientes en cera.*

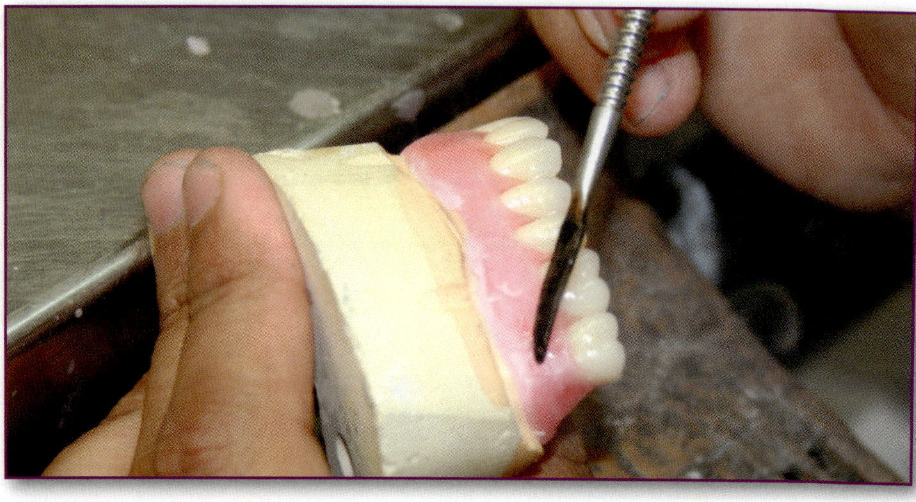

Figura 21. *Encerado de la prótesis.*

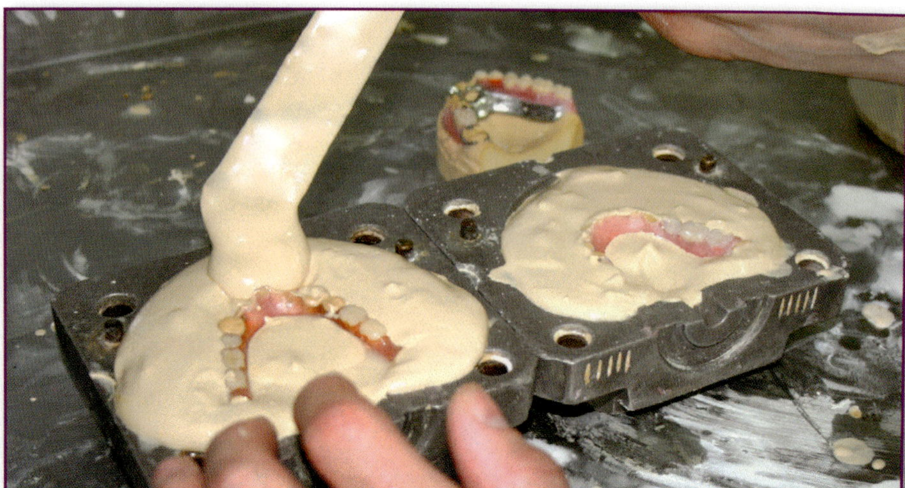

Figura 22. *Enmuflado.*

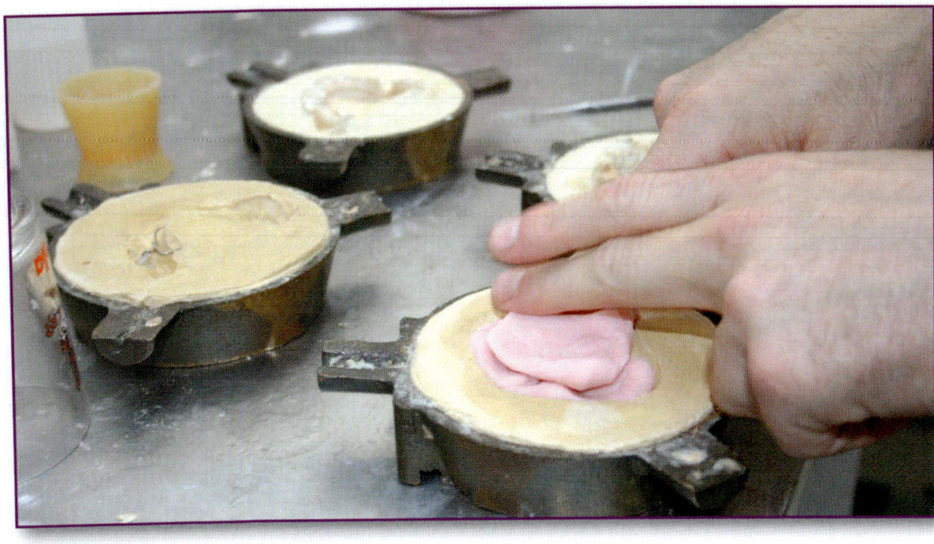

Figura 23. *Colocación del acrílico.*

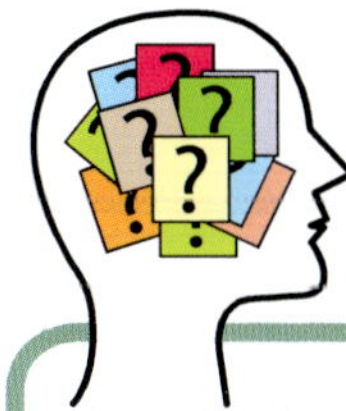

RECUERDA QUE

La colocación de acrílico se hará con las manos limpias para evitar residuos y coloraciones dentro del acrílico.

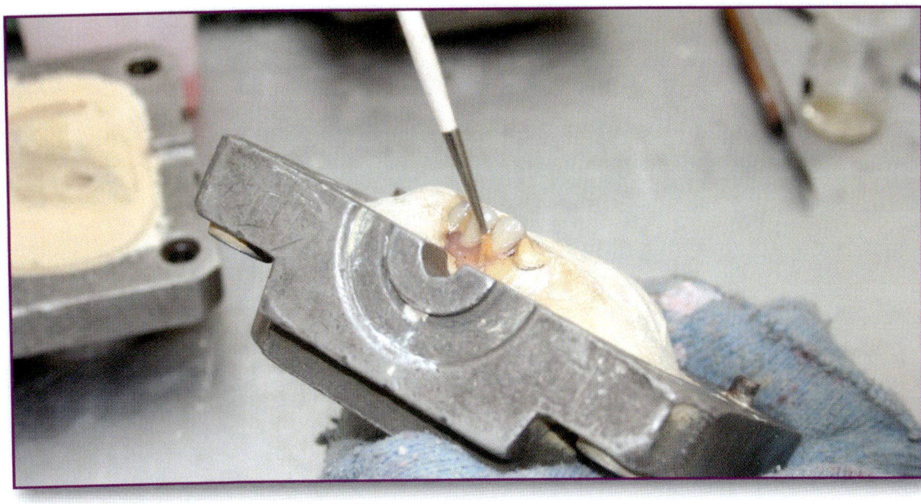

Figura 24. *Colocación de barniz separador.*

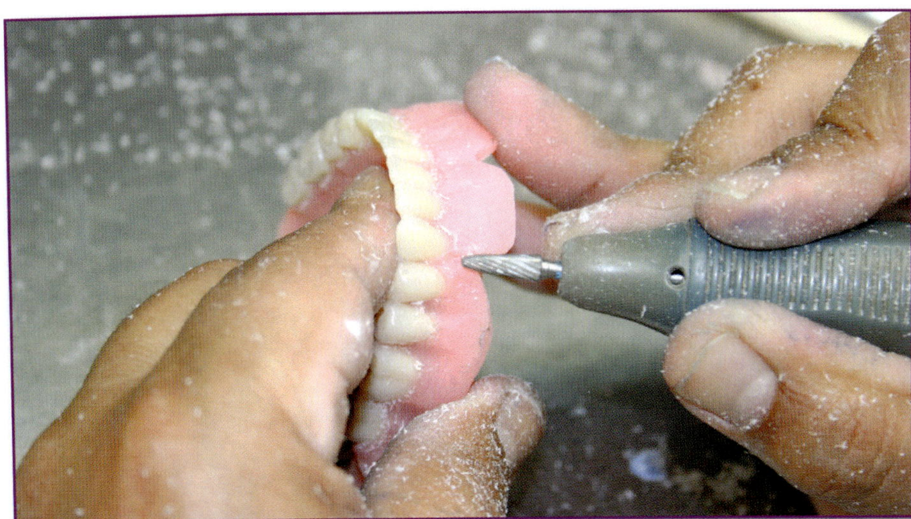

Figura 25. *Repasado de acrílico.*

RECUERDA QUE

La pasta de pulido se debe cambiar cada día, ya que es un lugar donde proliferan gérmenes y bacterias.

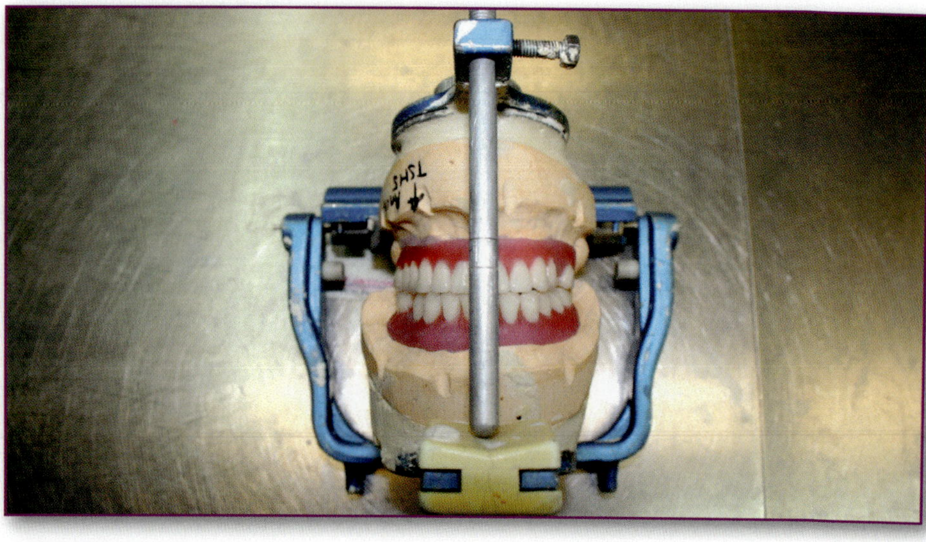

Figura 26. *Control de oclusión.*

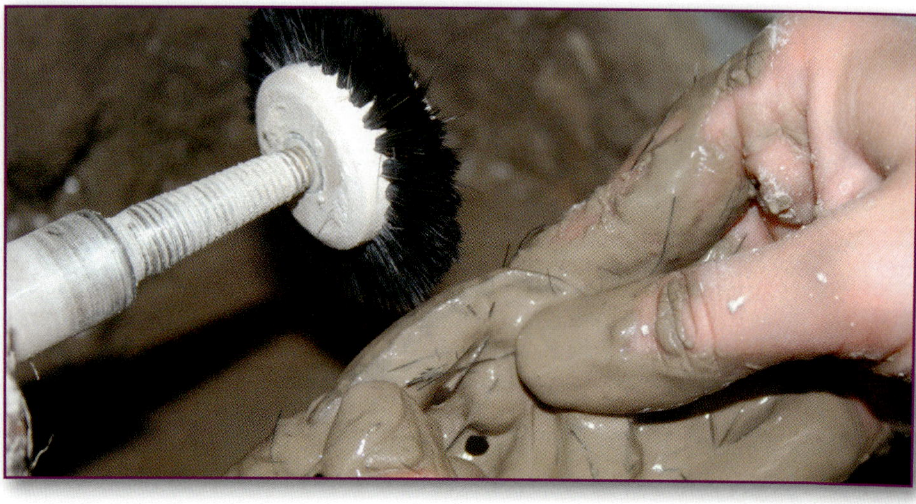

Figura 27. *Pulido de la prótesis.*

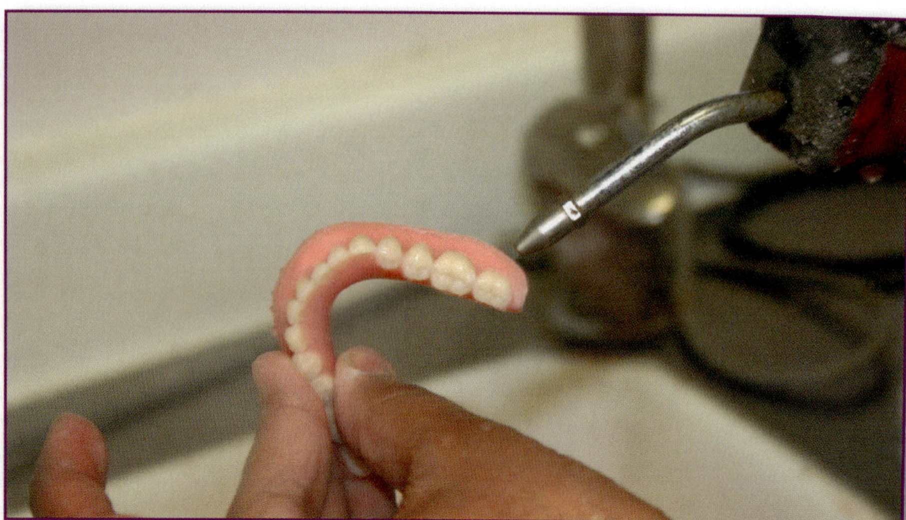

Figura 28. *Limpieza de la prótesis.*

3.1.3. *Prótesis fija*

- Preparación de los modelos (Figuras 29 y 30).
- Si el clínico solicita en la prescripción confección de prótesis fija provisional, se efectuará el montaje en articulador y fabricaremos unos provisionales acrílicos.
- Recepción de impresión definitiva.
- Revisión del técnico responsable.
- Preparación de modelos maestros utilizando las técnicas necesarias, muñones desmontables, modelos desmontables, encía artificial, etc. (Figuras 31 y 32).
- Preparación y delimitación de los pilares tallados.
- Revisión del técnico responsable.
- Encerado de la estructura según la técnica elegida (Figura 33).
- Revisión del técnico responsable.
- Colocación en el cilindro y colado (Figuras 34-36).
- Anotación de marca y lote del metal utilizado.
- Repasado del metal y ajuste en el modelo maestro (Figuras 37 y 38).
- Revisión del técnico responsable.
- Prueba en el paciente realizada por el clínico, si la prescripción lo indica.
- Modelado y cocción de la cerámica o acrílico, según el material que indique la prescripción (Figuras 39-41).
- Anotación de marca y lote del material utilizado en el recubrimiento.
- Prueba en el paciente, realizada por el clínico, si la prescripción lo indica.
- Realización de los ajustes indicados por el clínico en la prescripción (Figura 42).
- Glaseado, maquillado, pulido y control de color realizado (Figuras 43-45).
- Control de calidad del técnico responsable.
- Limpieza de la prótesis (Figura 46).
- Empaquetado.
- Emisión de la documentación que acompaña la prótesis.

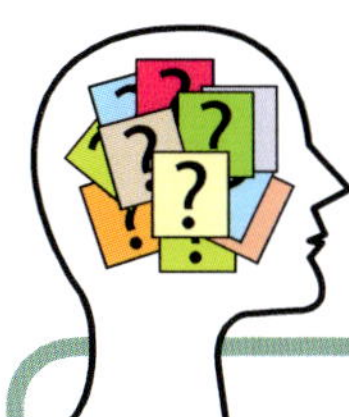

RECUERDA QUE

Cuando se realicen provisionales de acrílico debemos saber si son de larga o corta duración.

RECUERDA QUE

Al colocar los pins no se debe poner excesivo pegamento, ya que esto favorece el desajuste de la base de escayola.

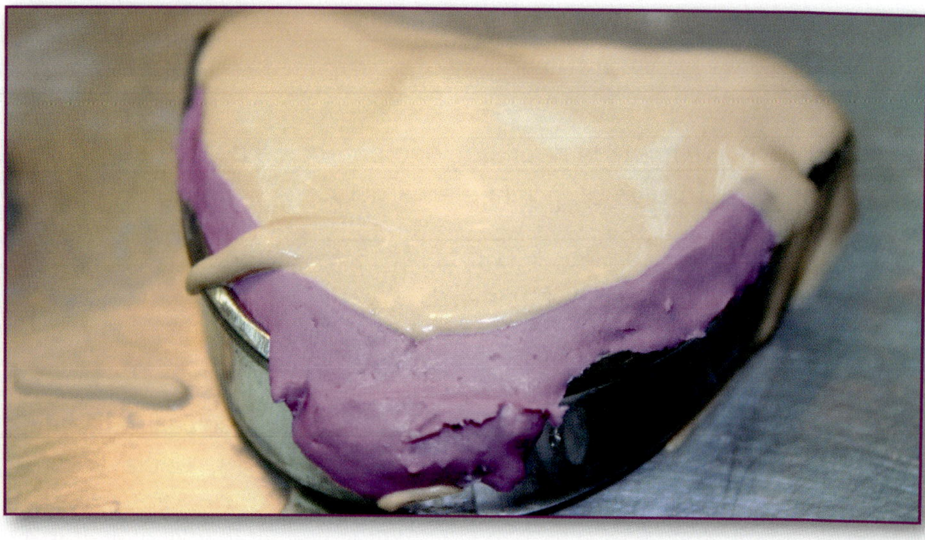

Figura 29. *Vaciado en escayola tipo IV.*

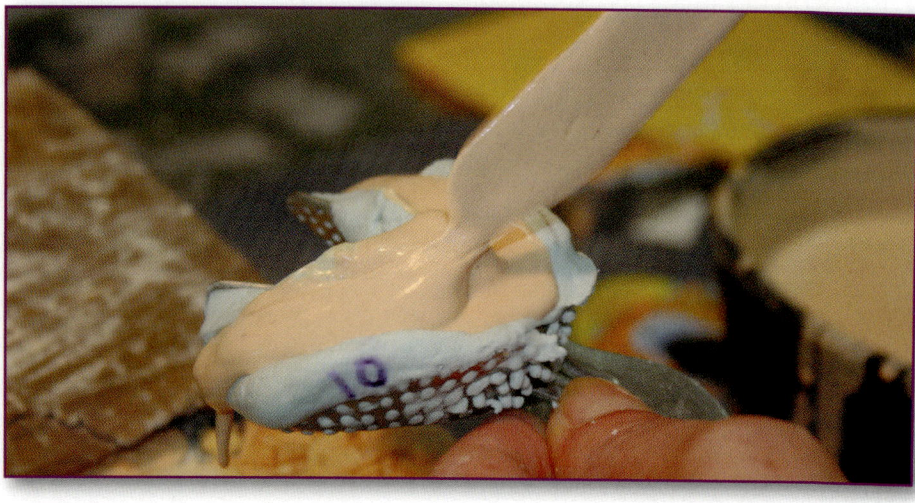

Figura 30. *Vaciado de antagonista.*

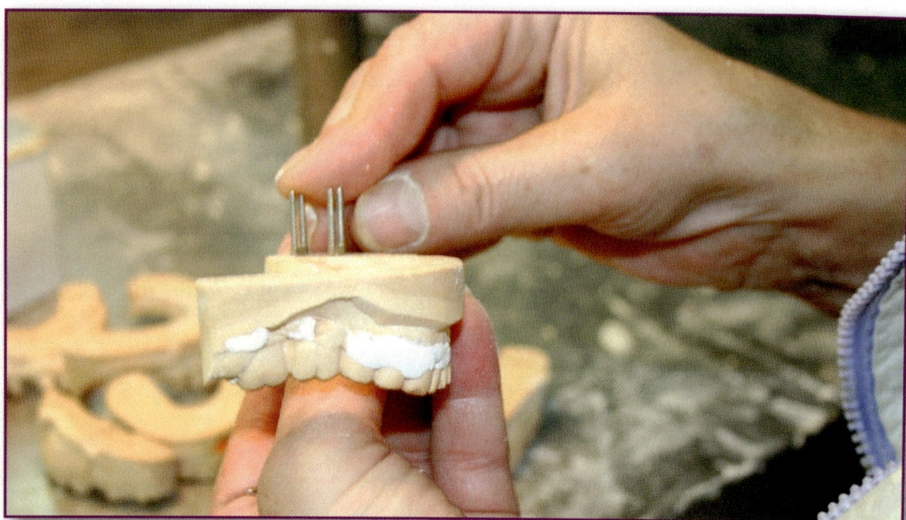

Figura 31. *Colocación de pins.*

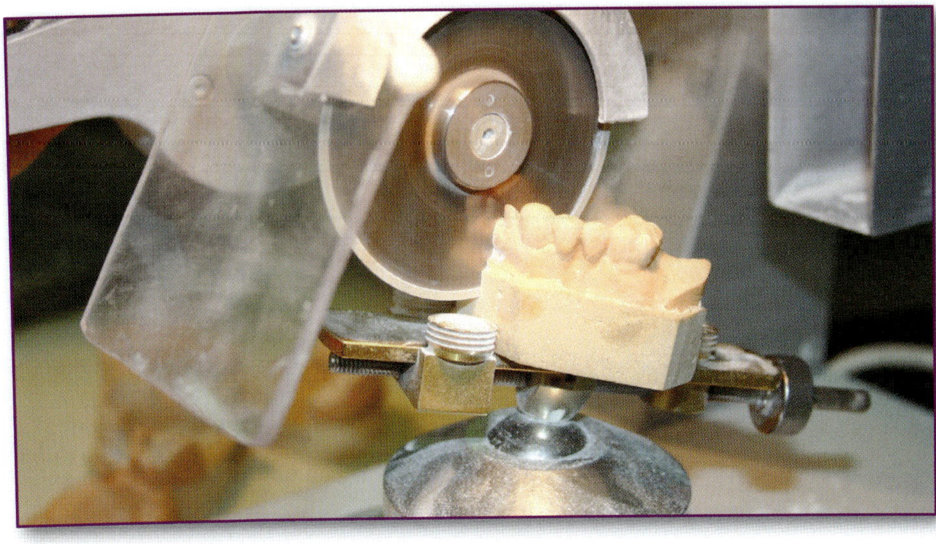

Figura 32. *Cortado de muñones.*

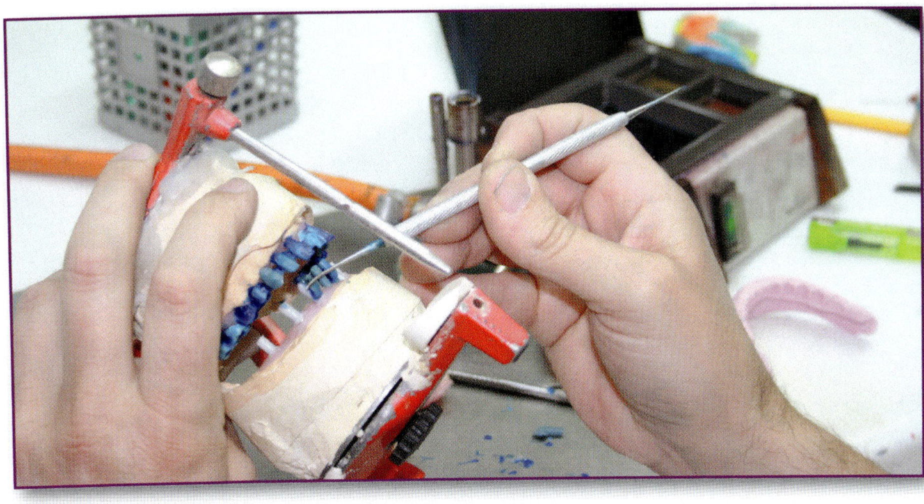

Figura 33. *Encerado de la estructura.*

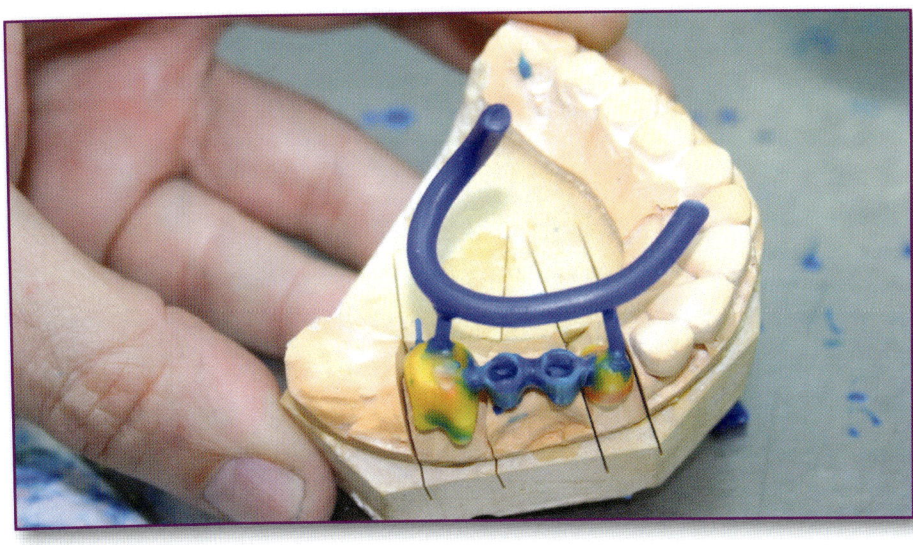

Figura 34. *Colocación de bebederos.*

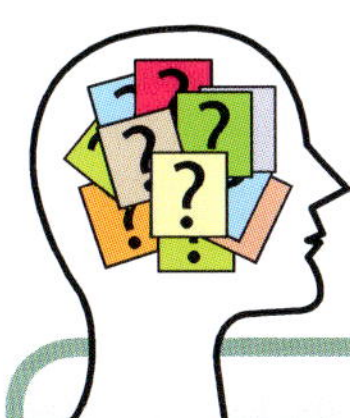

RECUERDA QUE

La colocación de los bebederos es muy importante para evitar rechupados.

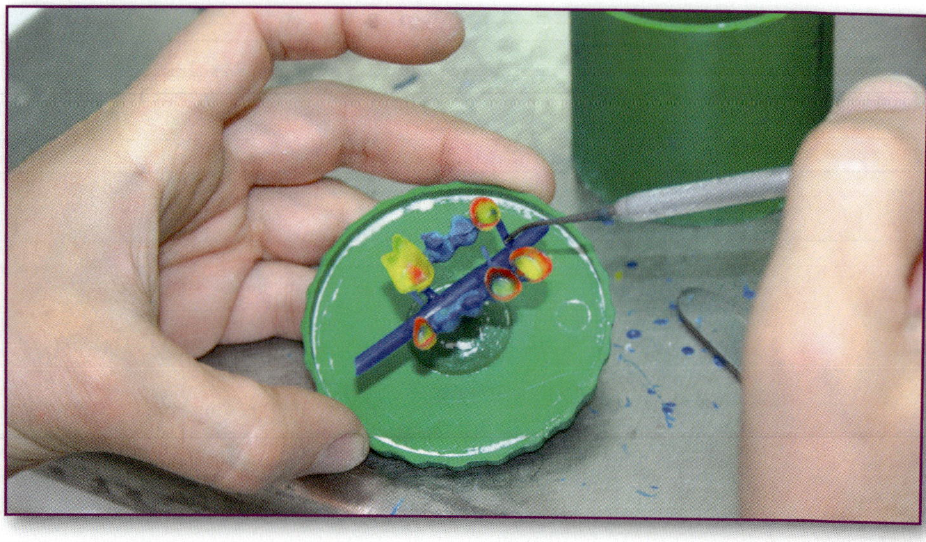

Figura 35. *Estructura de cera en el cono de colado.*

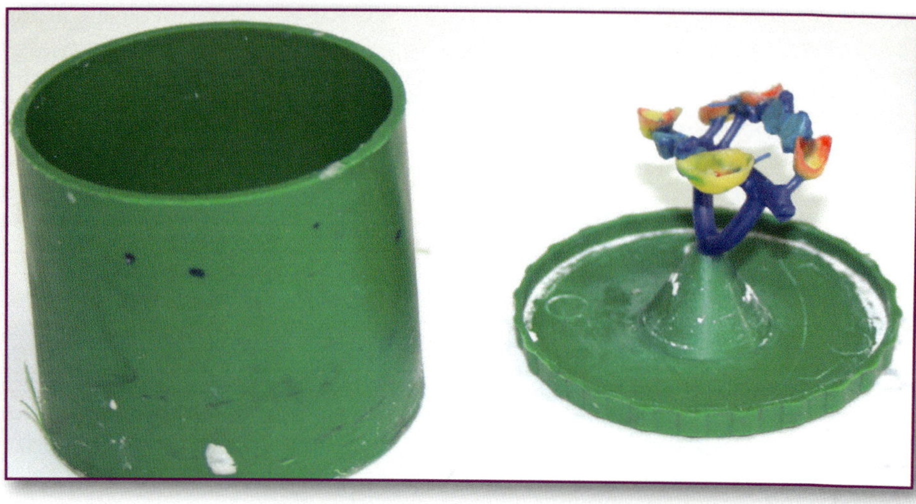

Figura 36. *Cilindro de colado.*

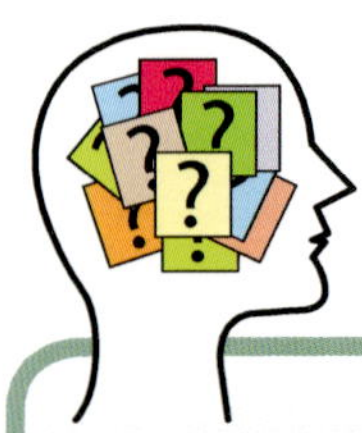

RECUERDA QUE

El interior de los cilindros de plástico se debe aliviar con vaselina en las paredes internas para facilitar la salida del revestimiento.

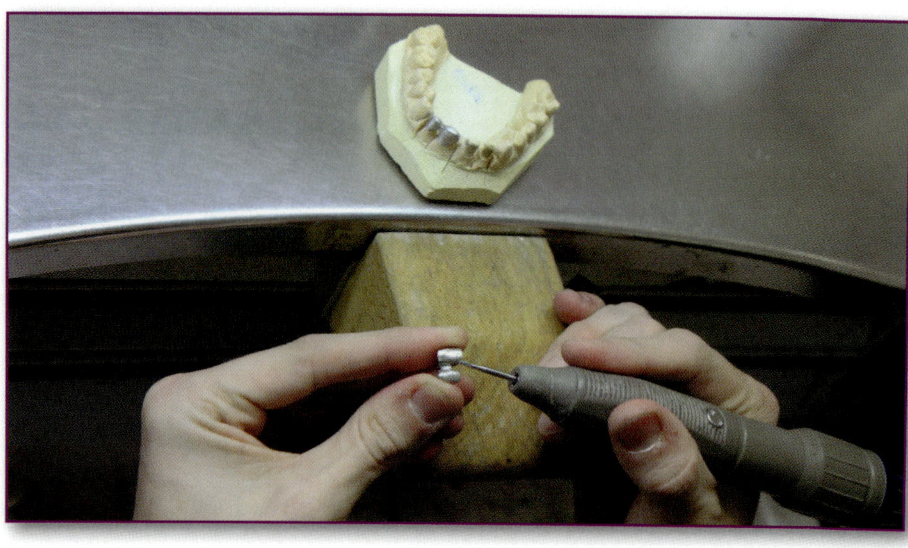

Figura 37. *Repasado del metal.*

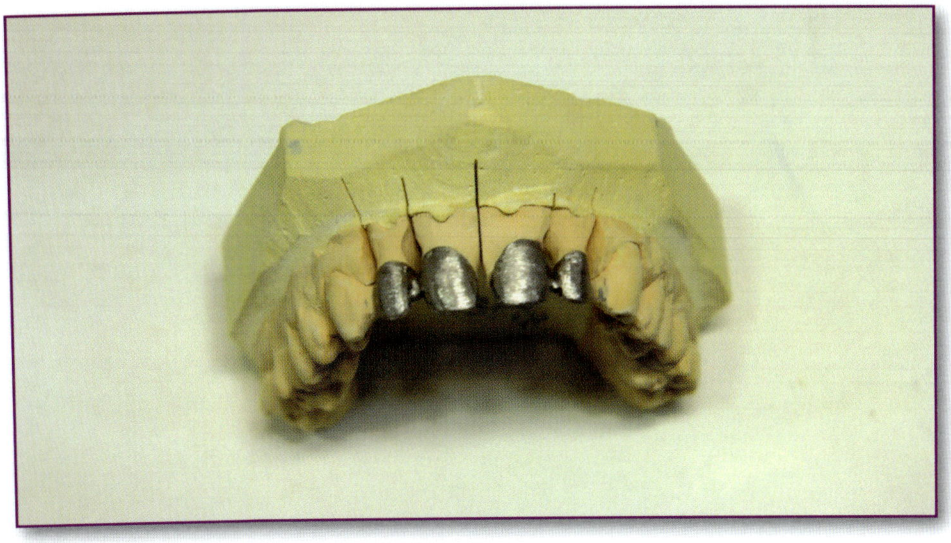

Figura 38. *Control de ajuste.*

RECUERDA QUE

La colocación de la cerámica se realizará siempre con un pincel húmedo para facilitar su manejo.

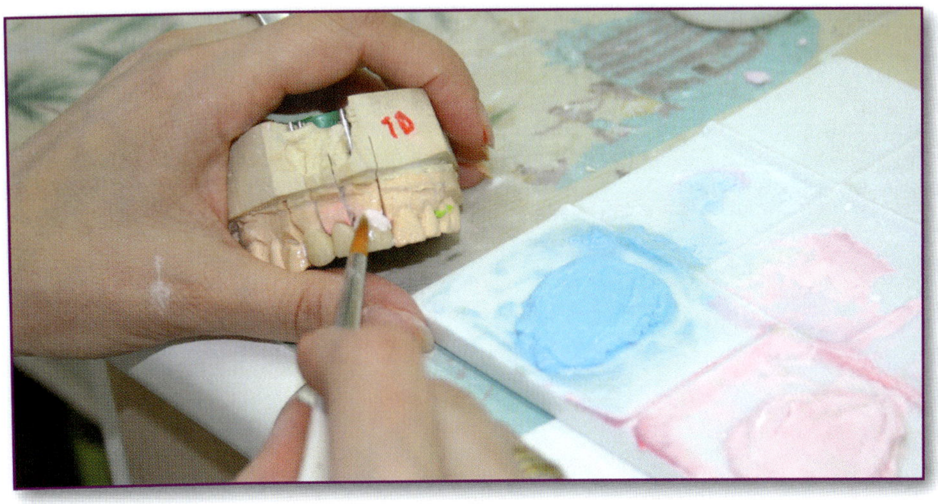

Figura 39. *Modelado de cerámica dentina.*

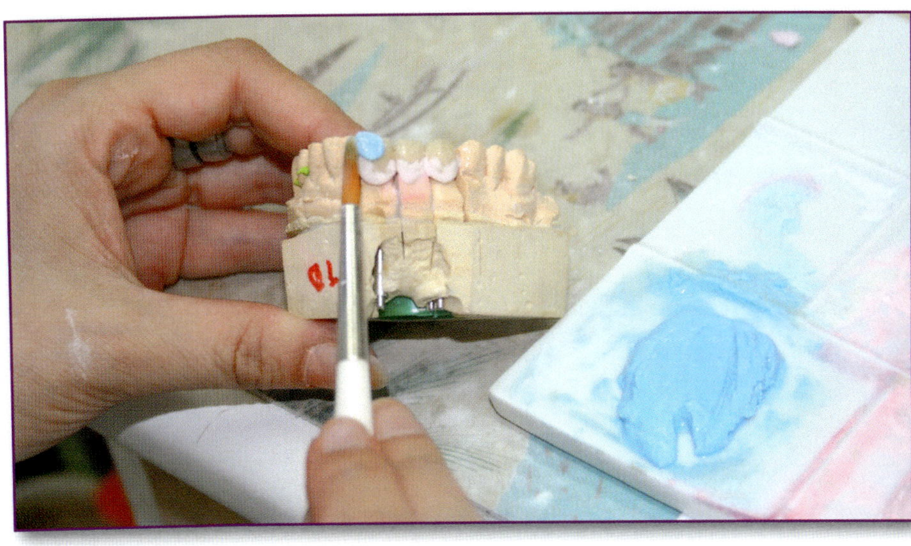

Figura 40. *Modelado de cerámica incisal.*

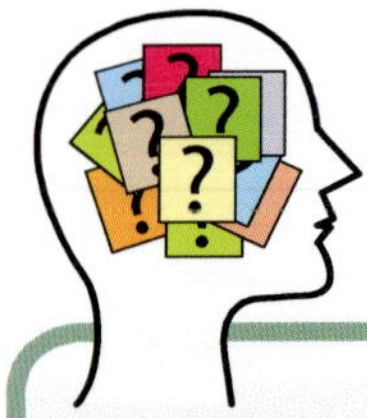

RECUERDA QUE

La pieza de mano, al utilizar discos, se debe sujetar con la mano completa y apoyando el dedo pulgar para evitar accidentes.

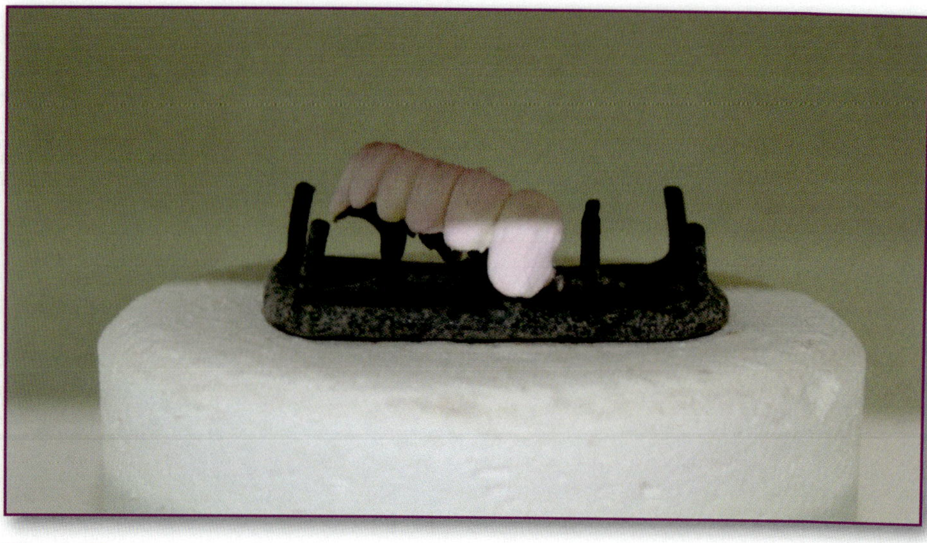

Figura 41. *Cocción cerámica.*

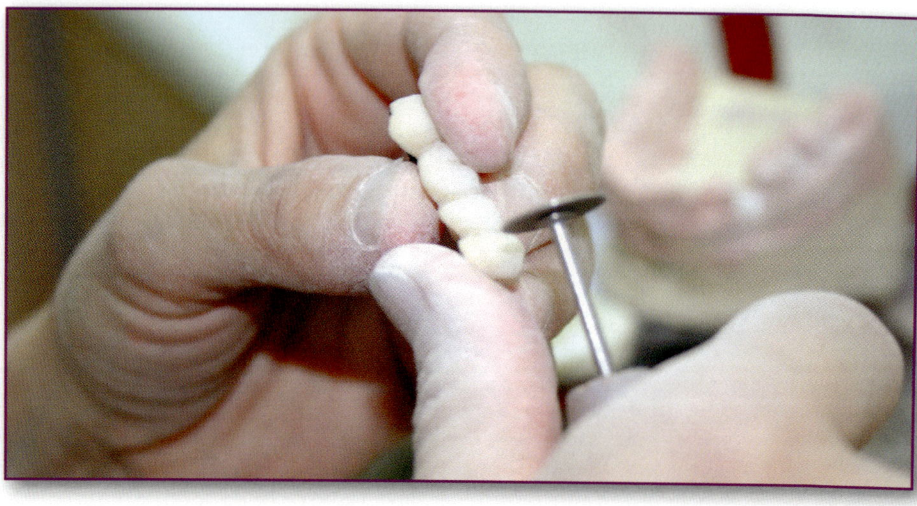

Figura 42. *Realización de ajustes.*

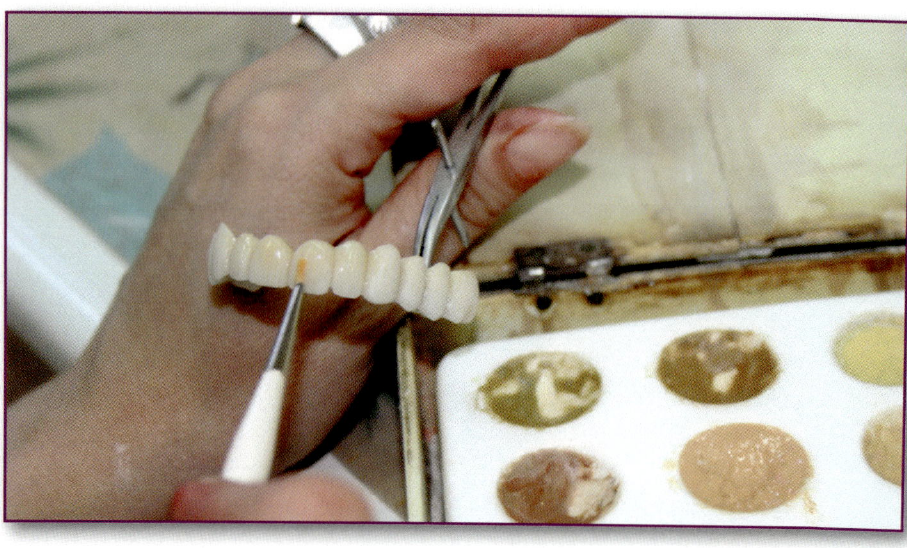

Figura 43. *Maquillado con cerámica.*

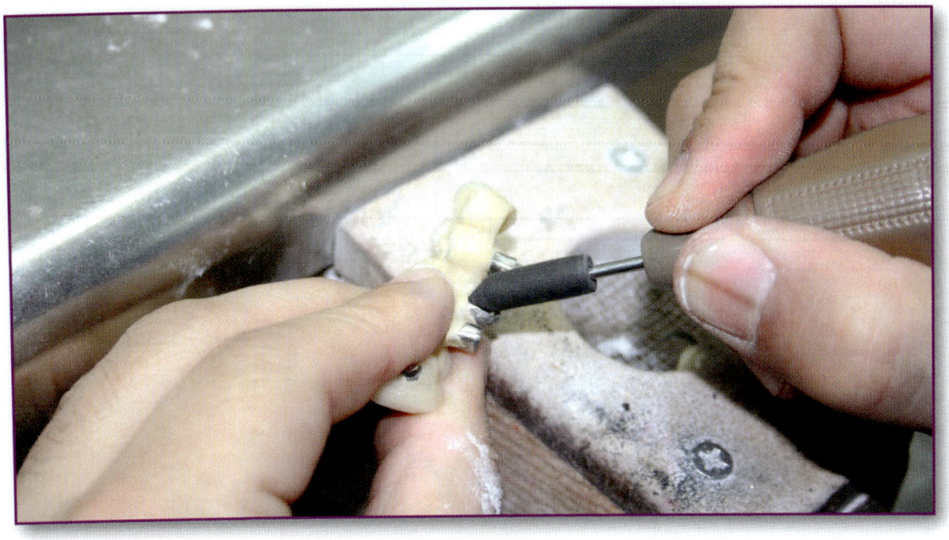

Figura 44. *Pulido de metal para finalizar trabajo.*

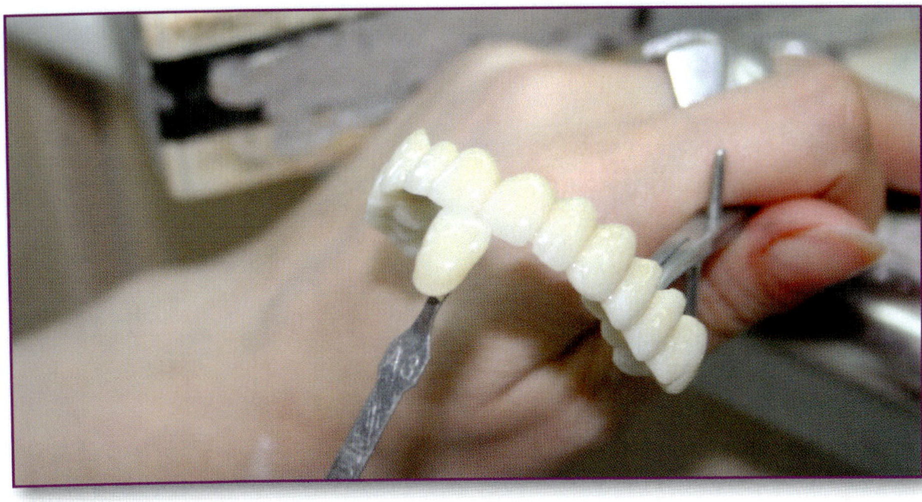

Figura 45. *Comprobación del color.*

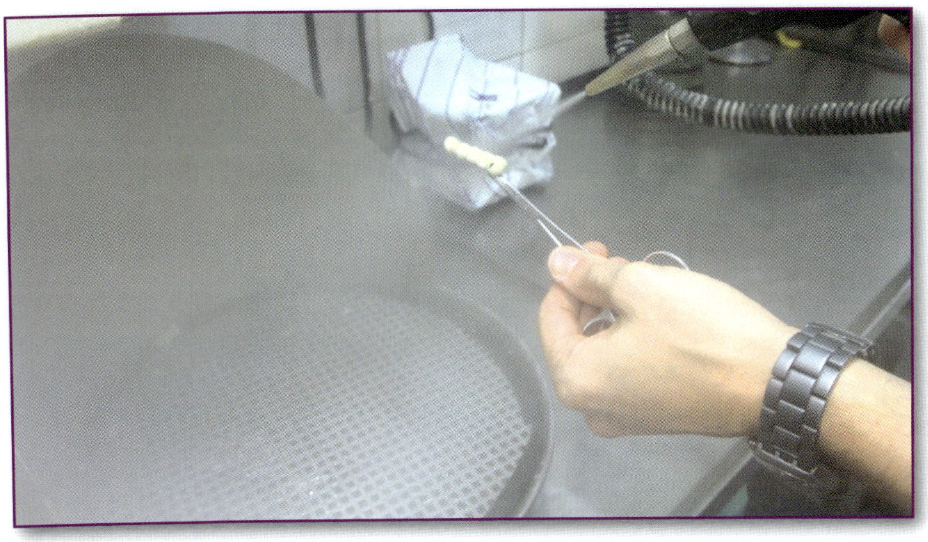

Figura 46. *Limpieza final.*

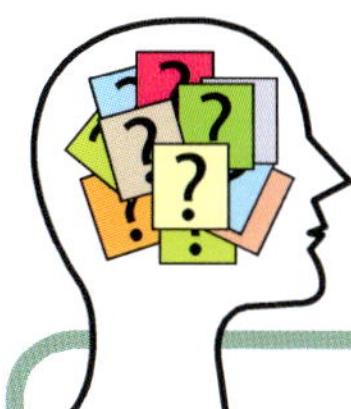

RECUERDA QUE

La comprobación del color se realiza en bizcocho humedeciendo las piezas con agua o glicerina.

3.1.4. *Prótesis implanto-soportada*

- Preparación de modelos (Figuras 47-49).
- El clínico puede solicitar en la prescripción la confección de modelos de estudio, así como la realización de férulas radiológicas y quirúrgicas. Estas se realizarán según el tipo y modelo que elija el clínico para su utilización en la clínica.
- Preparación de cubeta individual abierta o cerrada.
- Recepción de la impresión definitiva.
- Revisión del técnico responsable.
- Preparación del modelo maestro, colocando en la impresión los análogos de los implantes empleados, encía artificial y aditamentos necesarios (Figura 50).
- Revisión del técnico responsable.
- Montaje en articulador.
- Encerado y diseño de la prótesis a realizar según la indicación de la prescripción (Figura 51).

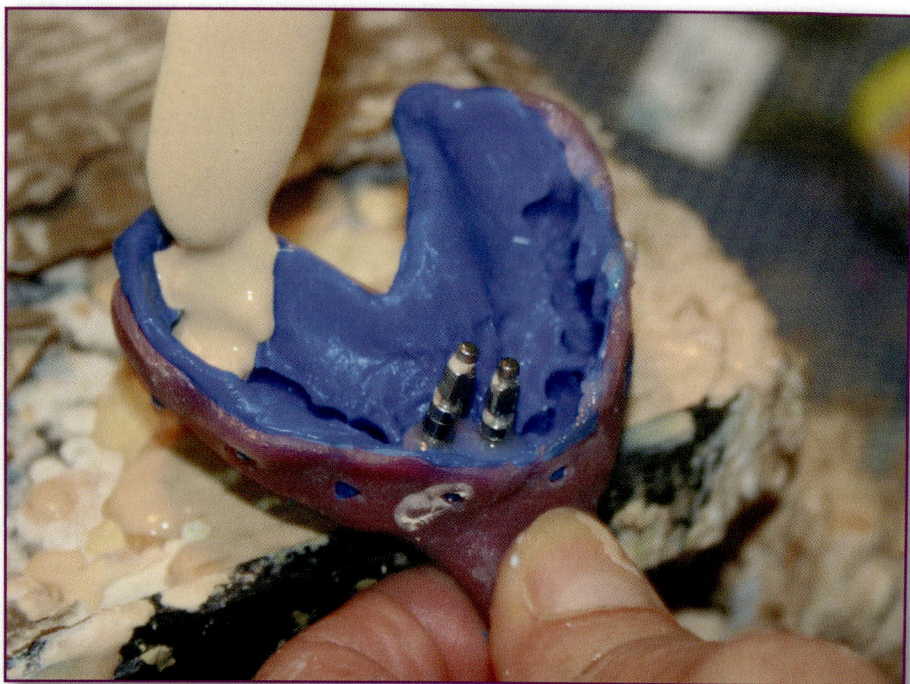

Figura 47. *Vaciado con los análogos posicionados.*

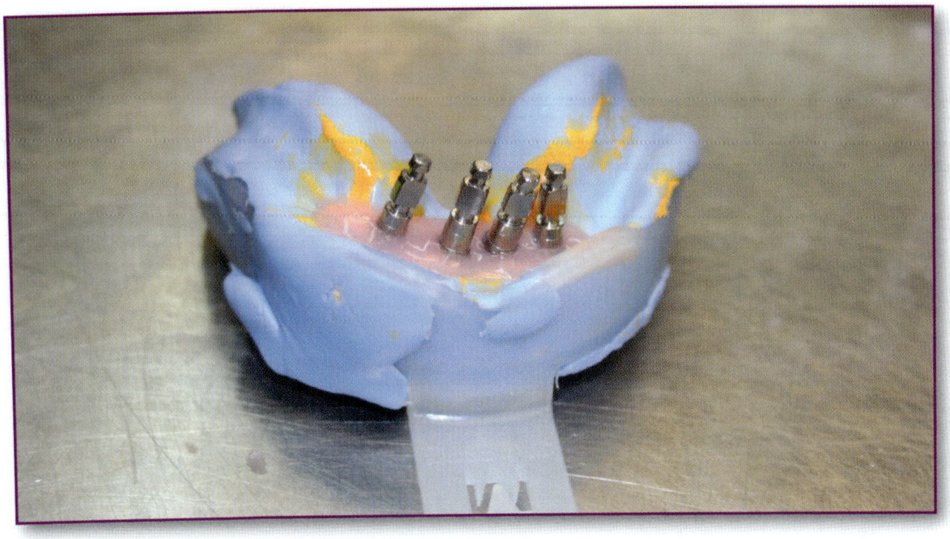

Figura 48. *Vaciado con material de falsa encía.*

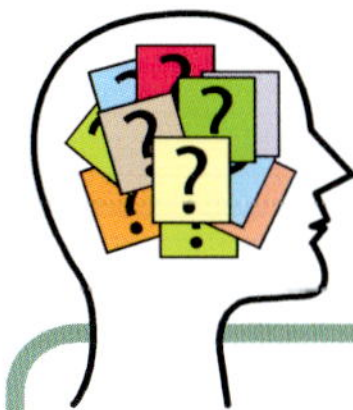

RECUERDA QUE

La realización de la falsa encía se puede realizar sobre la impresión, antes de vaciarla en la escayola o posteriormente con la ayuda de un frente de silicona pesada.

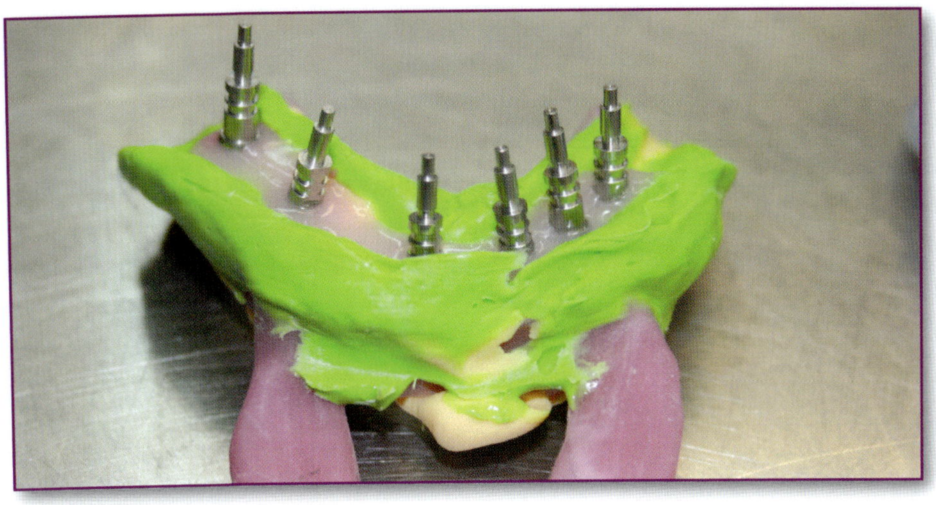

Figura 49. *Vaciado de modelo maestro.*

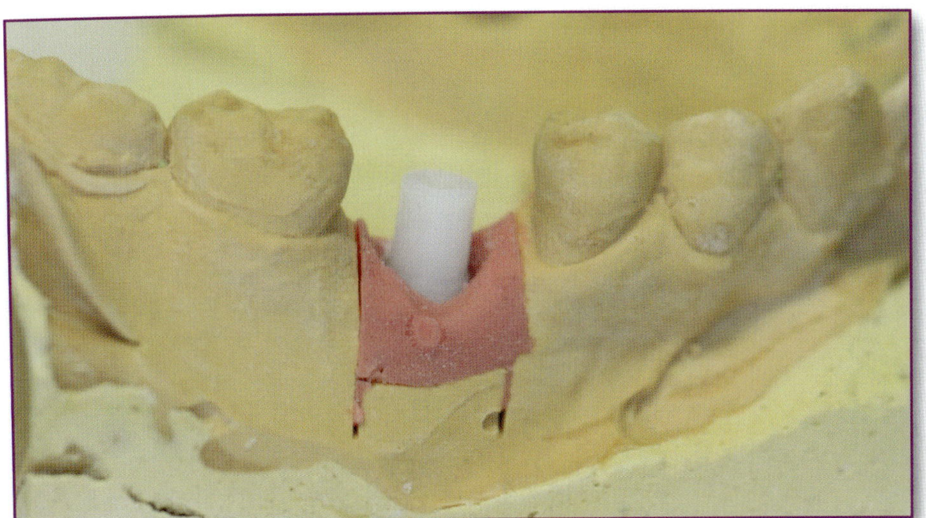

Figura 50. *Modelo con falsa encía y aditamento calcinable.*

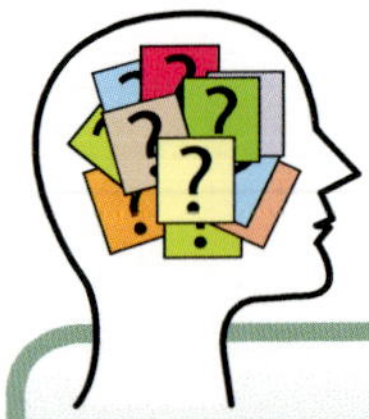

RECUERDA QUE

Nunca se debe realizar una sobredentadura sin un montaje previo a la realización de la estructura.

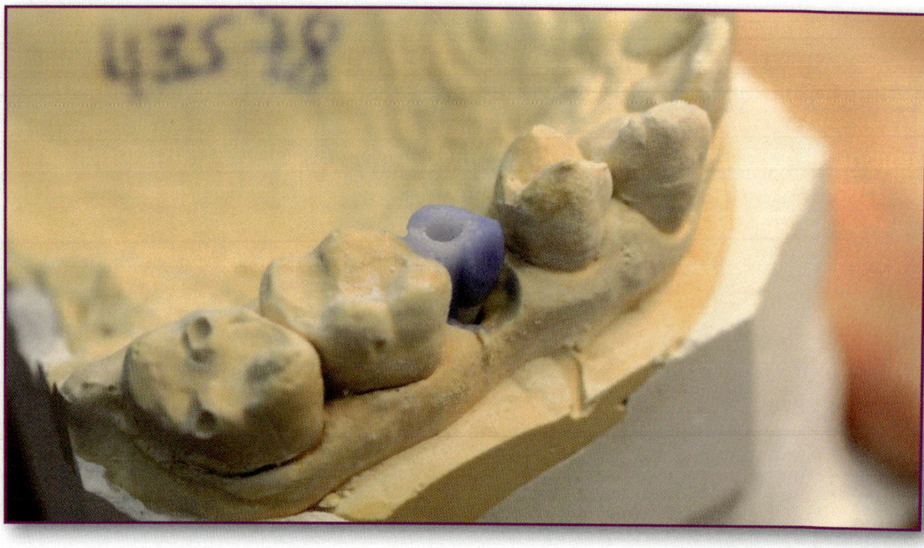

Figura 51. *Modelado sobre el aditamento.*

3.1.5. Sobredentadura

Para una sobredentadura se harán previamente los mismos pasos que los indicados para la realización de una completa en acrílico, realizando todas las pruebas necesarias; a continuación, con un frente de posicionamiento, tendremos la posición donde están colocados los dientes y modelaremos la barra que llevará los aditamentos de sujeción de la prótesis (Figura 52).

Si fuese una sobredentadura, con una meso-estructura y una supra-estructura, primero fabricaríamos la meso-estructura, realizando la prueba en clínica y, a continuación, fabricaríamos la supra-estructura (Figuras 53 y 54).

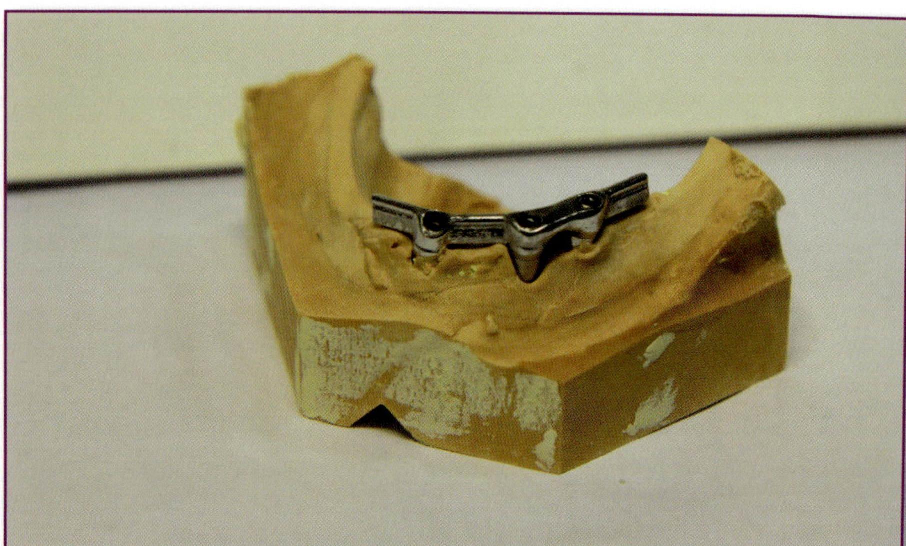

Figura 52. *Barra sobre implantes.*

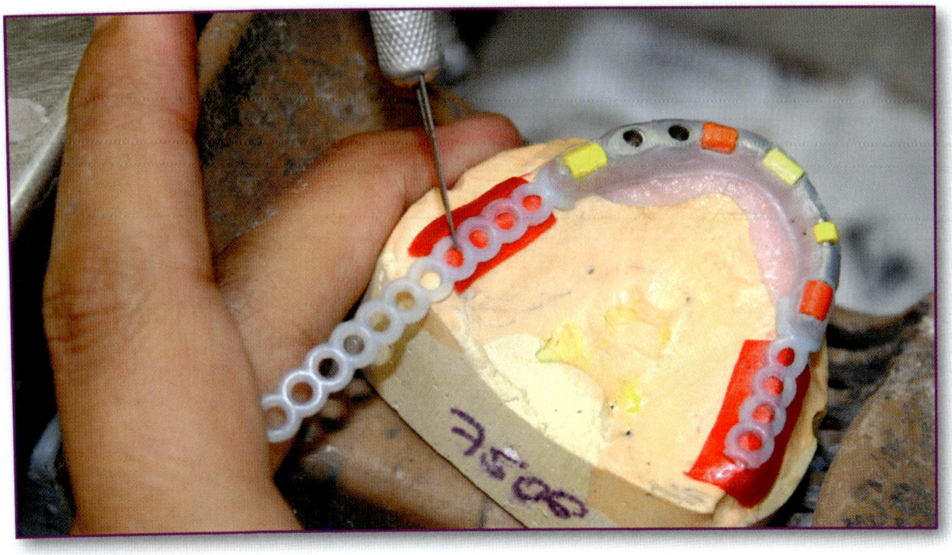

Figura 53. *Modelado de supra-estructura.*

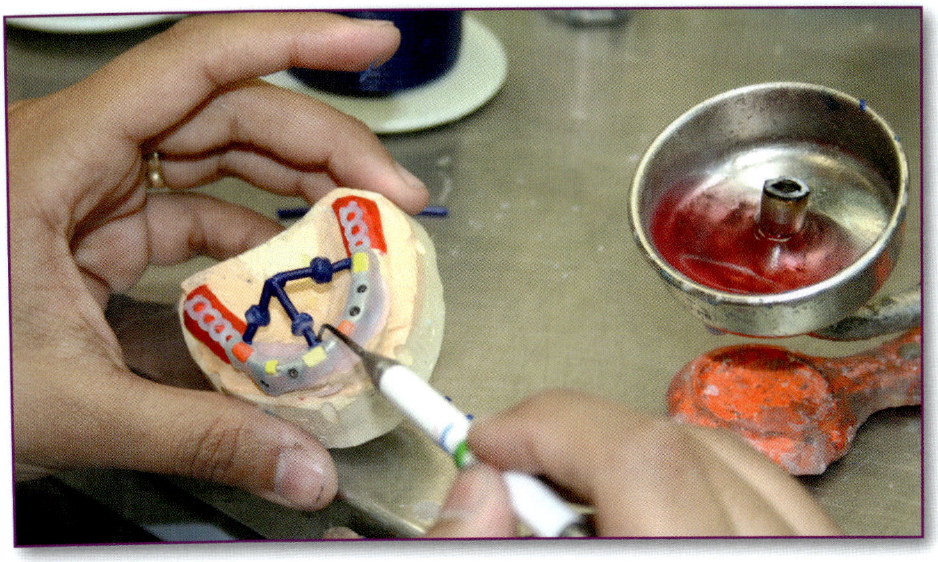

Figura 54. *Colocación de bebederos para el colado.*

3.1.6. *Prótesis implanto-soportada con recubrimiento cerámico o acrílico*

Para la fabricación de una prótesis implanto-soportada con recubrimiento cerámico o acrílico, los pasos a seguir serían muy similares a los de la prótesis fija:

- Puesta en cilindro y colado.
- Anotación de la marca y lote del metal utilizado, así como el modelo y marca de los aditamentos e implantes (Figura 55).
- Repasado y ajuste en el modelo maestro.

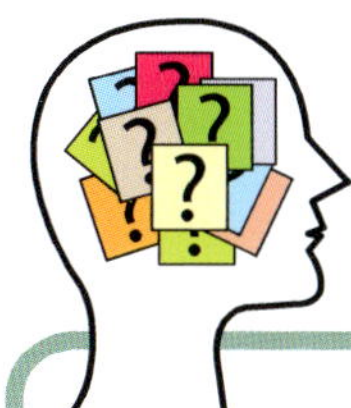

RECUERDA QUE

Los encerados se deben realizar con la mayor limpieza posible y de ese modo, al repasar el metal, será más fácil.

- Revisión del técnico responsable.
- Prueba de ajuste por el clínico, si la prescripción lo indicase (Figura 56).
- Recepción en el laboratorio y realización de las correcciones indicadas, si las hubiese en la prescripción.
- Montaje y encerado o recubrimiento de la estructura en acrílico o cerámica según el material indicado en la prescripción (Figura 57).
- Anotación de la marca de dientes, acrílico o cerámica, especificando sus números de lotes.
- Revisión del técnico responsable.
- Prueba en el paciente, realizada por el clínico si en la prescripción lo indicara.
- Realización de los ajustes indicados en la prescripción.
- Pulido, glaseado, maquillado y control de color de las prótesis implanto-soportadas.
- Control de calidad del técnico responsable.
- Limpieza de la prótesis.
- Empaquetado.
- Emisión de la documentación que acompaña a la prótesis.

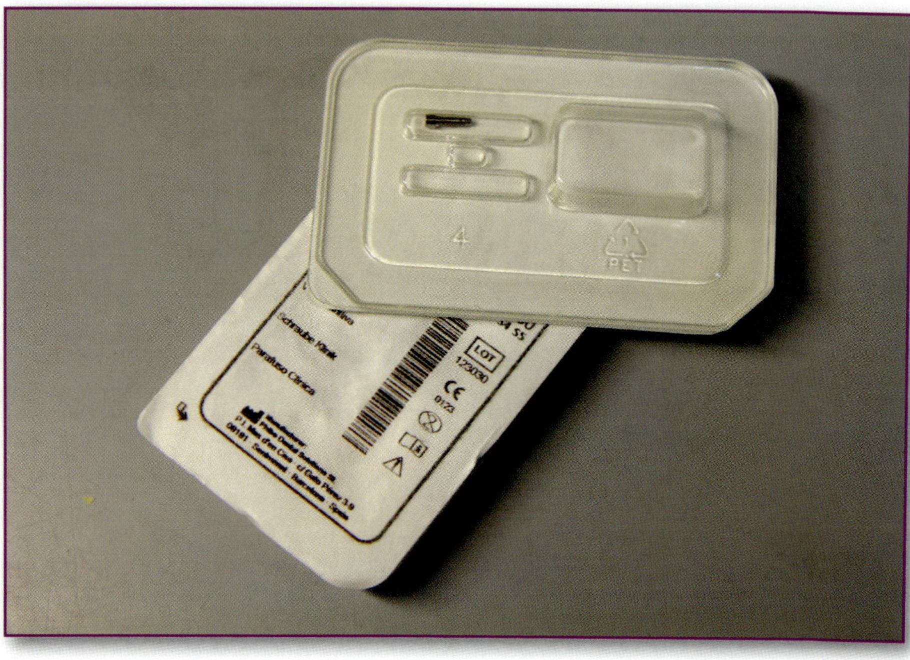

Figura 55. *Aditamentos.*

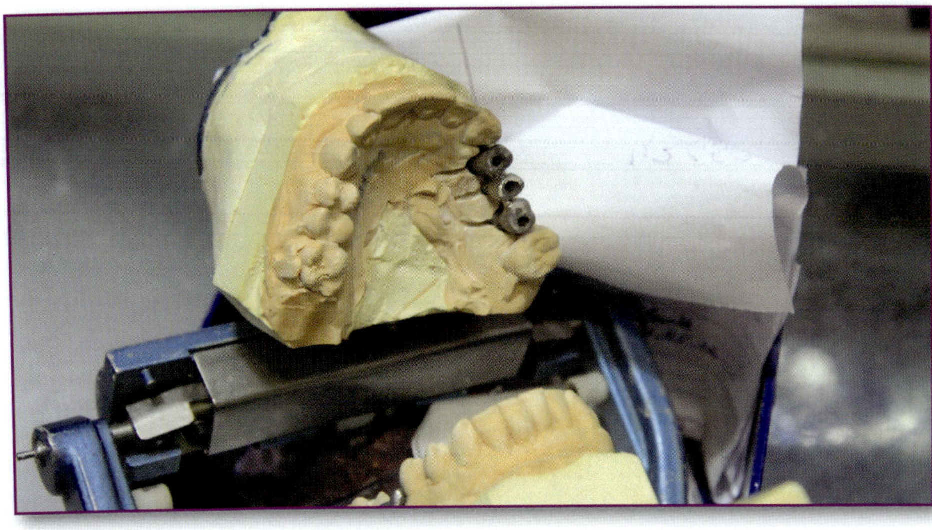

Figura 56. *Estructura para enviar a la prueba en clínica.*

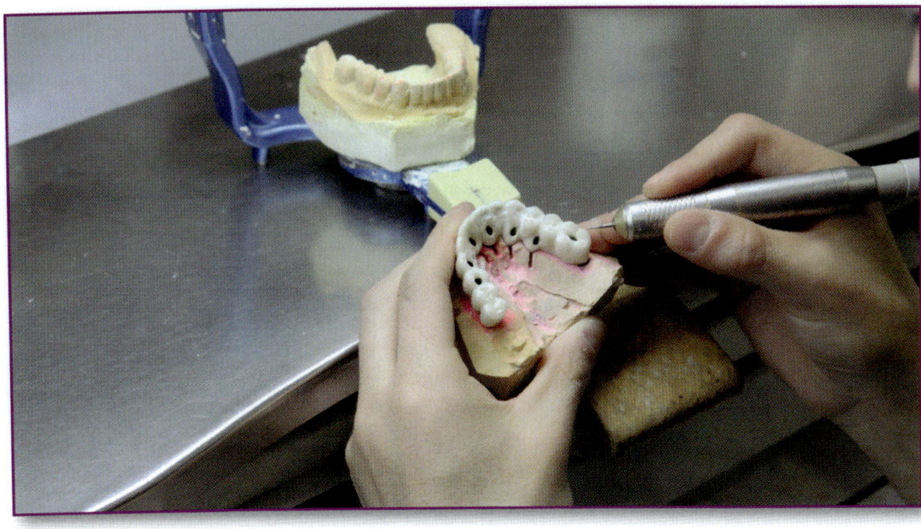

Figura 57. *Ajustes del recubrimiento cerámico.*

3.2. Ortodoncia

3.2.1. *Ortodoncia fija*

- Preparación de los modelos.
- Zocalado de modelos (Figura 58).
- Revisión y diseño por el técnico responsable siguiendo las indicaciones de la prescripción.
- Realización de las bandas y de los alambres (Figuras 59-61).
- Revisión del técnico responsable.

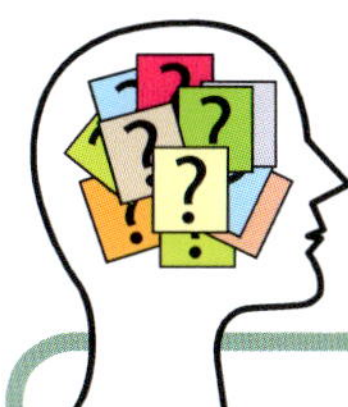

RECUERDA QUE

Cada laboratorio debe tener un procedimiento de fabricación personalizado y único.

- Unión de ambos aditamentos según la técnica elegida, soldadura con soplete, eléctrica o láser (Figura 62).
- Repasado y pulido.
- Control de calidad del técnico responsable:
  - Limpieza de la prótesis.
  - Empaquetado.
  - Emisión de los documentos que acompañan a la prótesis.

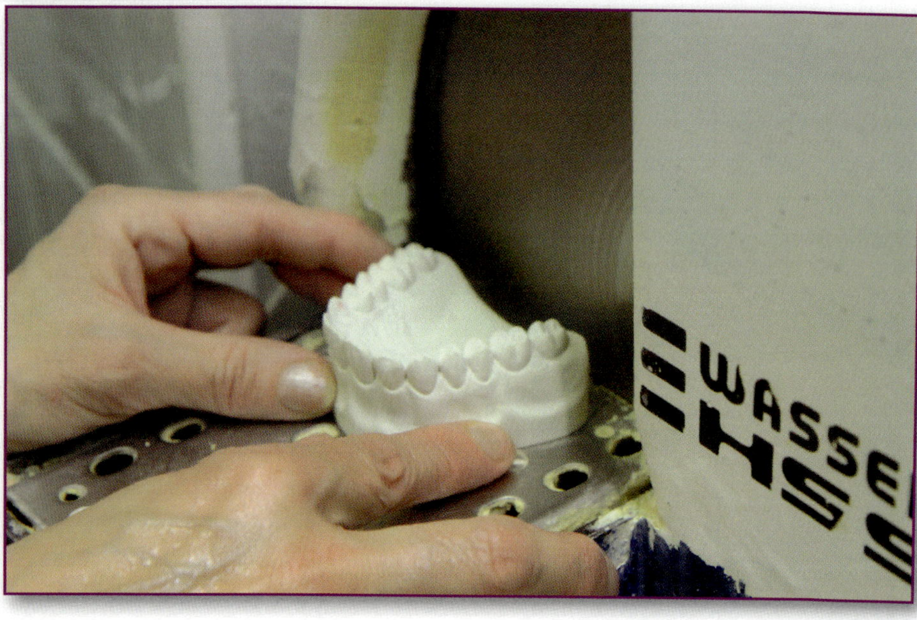

Figura 58. *Zocalado del modelo.*

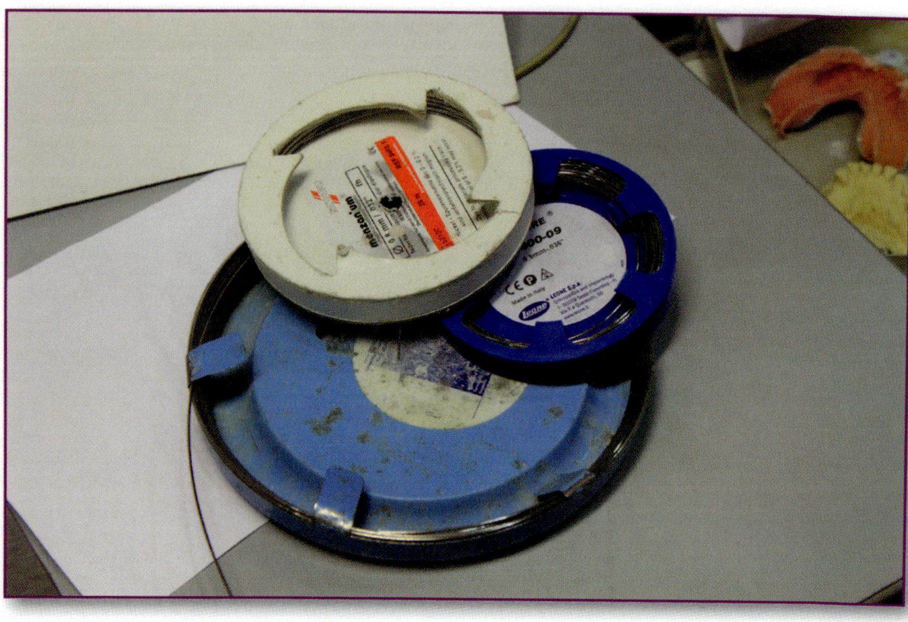

Figura 59. *Diferentes tipos de alambres.*

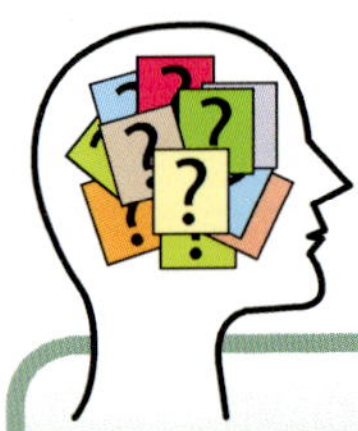

RECUERDA QUE

Los alambres deben ser de uso dental y tratados para evitar la oxidación.

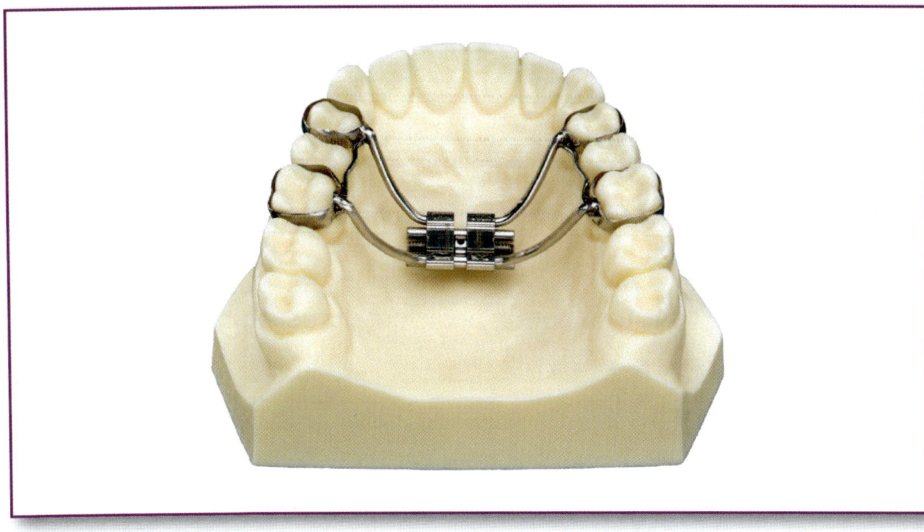

Figura 60. *Disyuntor Hyrax terminado.*

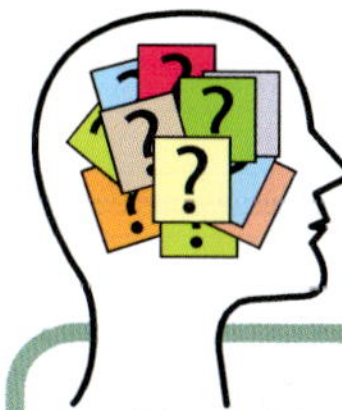

RECUERDA QUE

Las soldaduras deben ser limpias y sin porosidades que puedan acumular la placa dental.

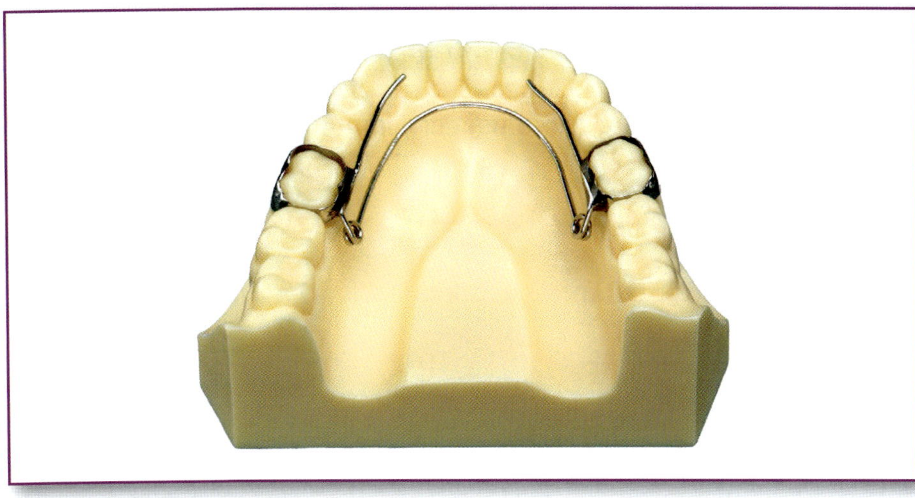

Figura 61. *Bihelix estándar.*

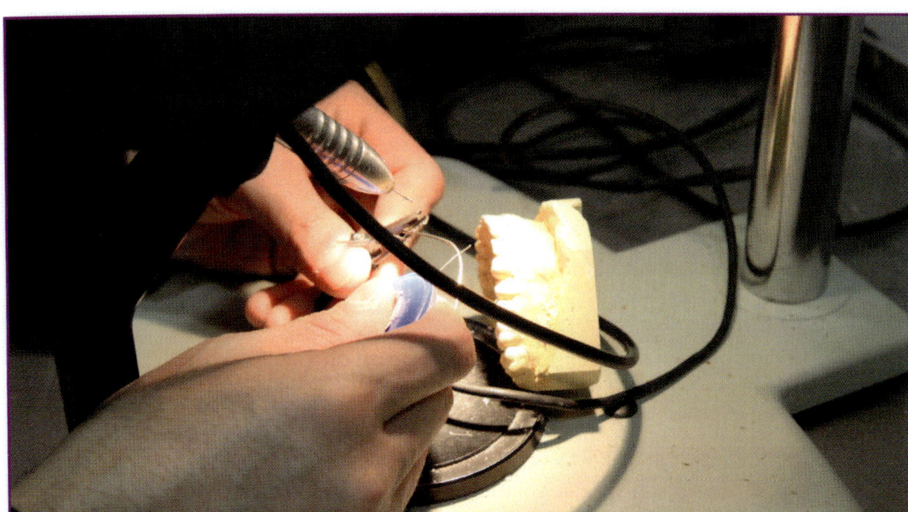

Figura 62. *Soldando los alambres.*

3.2.2. *Ortodoncia removible*

- Preparación de los modelos.
- Zocalado de modelos.
- Revisión y diseño por el técnico responsable siguiendo las indicaciones de la prescripción.
- Realización de los retenedores, posicionadores, aditamentos y alambres necesarios.
- Colocación en el modelo de todos los elementos necesarios para la realización de la prótesis.
- Revisión del técnico responsable.
- Cargar en acrílico sobre el modelo, según la técnica elegida, adición de polvo y líquido, resinas auto o fotopolimerizables.
- Polimerización del acrílico bajo presión y calor o luz.
- Anotación de la marca y lote del acrílico utilizado, así como de otros aditamentos utilizados.
- Repasado y pulido (Figura 63).
- Control de calidad del técnico responsable.
- Limpieza de la prótesis.
- Empaquetado (Figuras 64 y 65).
- Emisión de los documentos que acompañan a la prótesis.

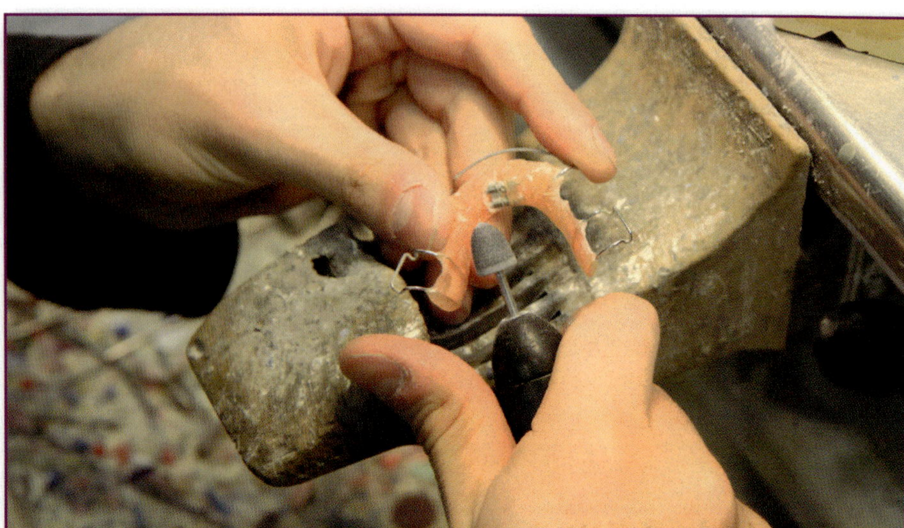

Figura 63. *Repasado de placa de expansión.*

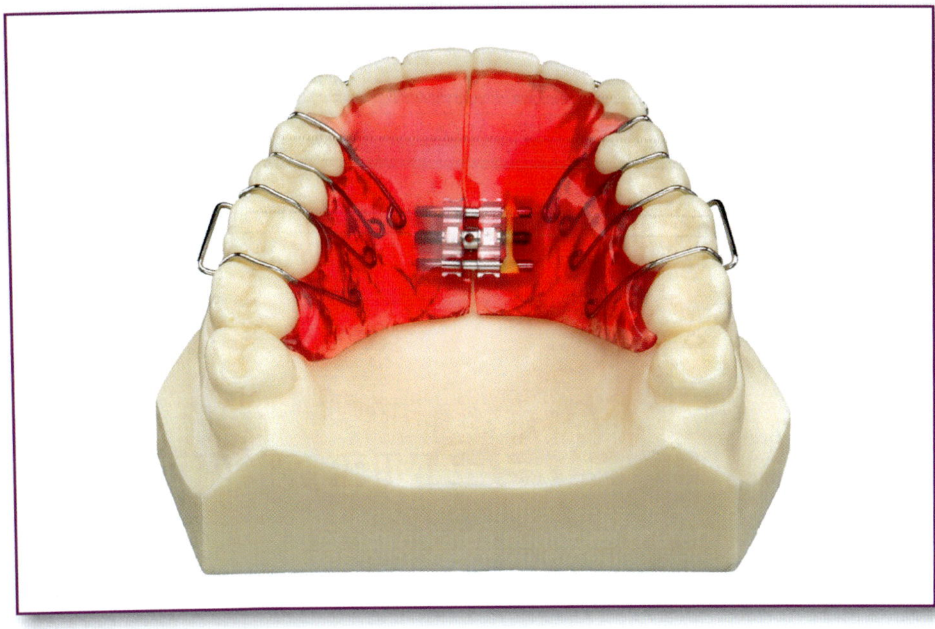

Figura 64. *Placa superior.*

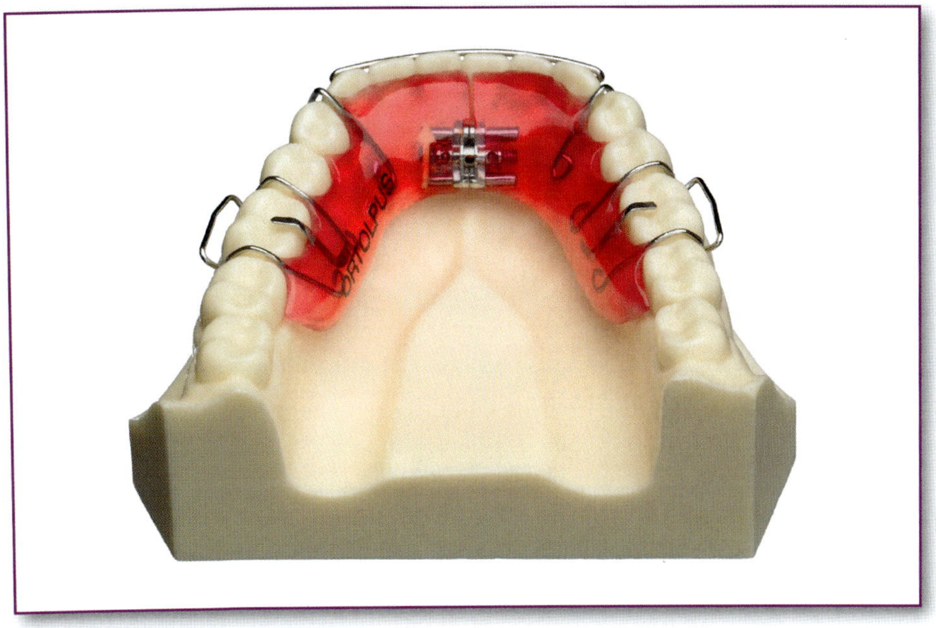

Figura 65. *Placa inferior.*

4. CONTROL DE CALIDAD DE LAS PRÓTESIS

Todas las prótesis deberán pasar un control de calidad antes de enviar al cliente el producto final. El control lo debe realizar el responsable técnico del laboratorio, el cual una vez realizado firmará la hoja de conformidad que quedará en el archivo del laboratorio.

Todas las prótesis deberán pasar un control de calidad antes de enviar al cliente final.

Dicho control revisará los puntos más importantes de una prótesis dental:

- Anatomía.
- Color.
- Ajuste.
- Articulación (Figuras 66 y 67).
- Función.
- Acabado final.

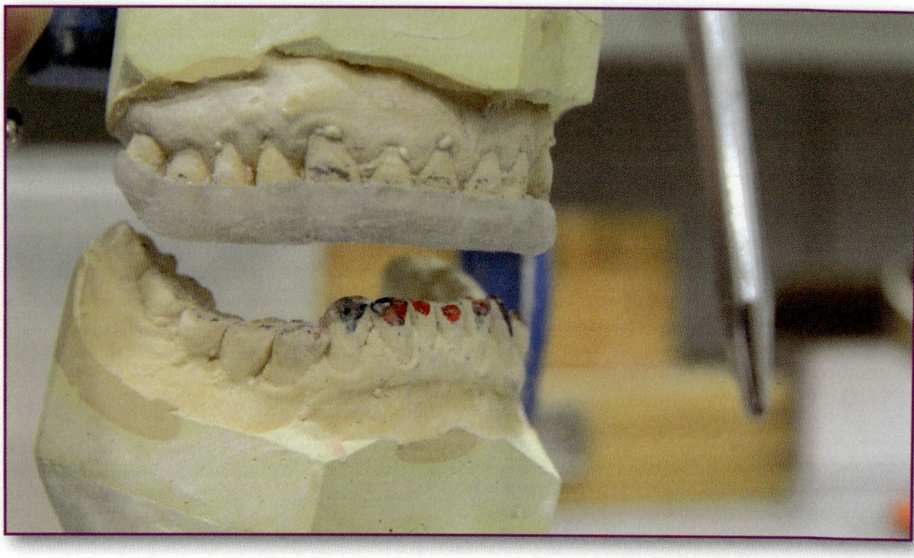

Figura 66. *Ajuste oclusal de férula.*

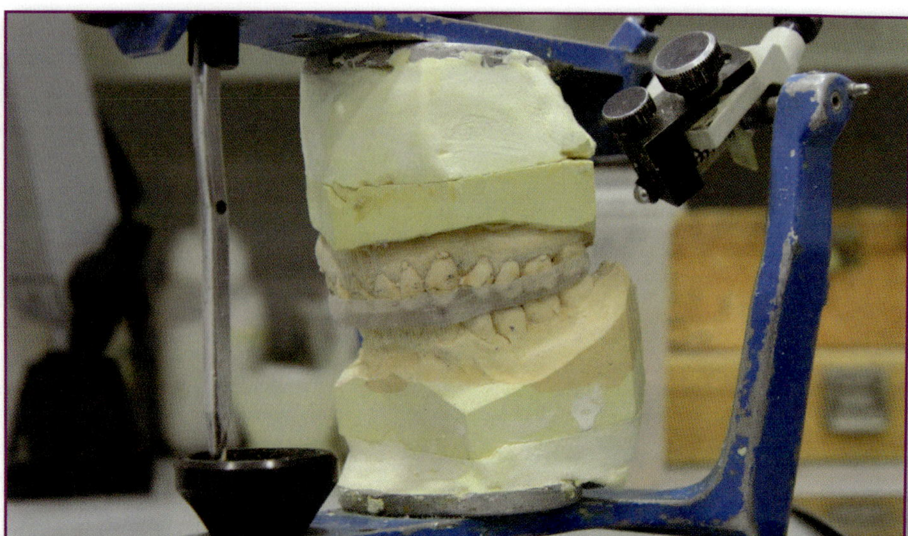

Figura 67. *Control de ajuste de férula de descarga.*

5. RETIRADA DE PRÓTESIS DENTALES DEL MERCADO

Actualmente no existe ninguna normativa sobre este punto.

Si el laboratorio detectara alguna anomalía de fabricación, se pondría **en contacto con el cliente para tomar las medidas oportunas** para la retirada de dicha prótesis.

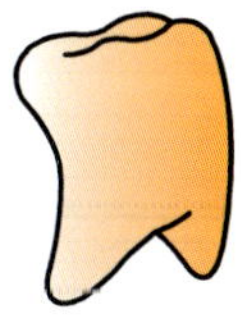

En caso de que el defecto se detectase en algún material empleado, se comunicaría al fabricante.

6. REGISTROS DE ENTRADA DE MATERIA PRIMA

Cada albarán, o factura de compra de cualquier material, debe **darse de entrada en la aplicación informática** una vez inspeccionado y dado el visto bueno. La entrada es dejar registrado los siguientes datos: fecha del albarán o factura, número, proveedor, material, cantidad y precio.

7. ACTUACIONES PARA RETIRADA DE PRODUCTOS

En lo referente a producto final de prótesis, **cuando no pasa el control** de calidad final, **se devuelve al proceso de producción** para su adecuación, si fuese posible, o repetición completa del trabajo.

En el caso de que el producto no pasase el control a causa de que los materiales empleados estuviesen defectuosos o caducados, **se repetiría el producto y se retirarían los materiales** no correctos de la cadena de fabricación para su estudio y poder delimitar responsabilidades y tomar una decisión.

En caso de que el defecto se detectase en algún material empleado, **se comunicaría al fabricante** con la indicación del producto y número de lote para su retirada del mercado. También se haría un seguimiento de los productos que se hayan fabricado en el laboratorio con ese material por si fuesen necesarias la comunicación al paciente y la retirada del producto.

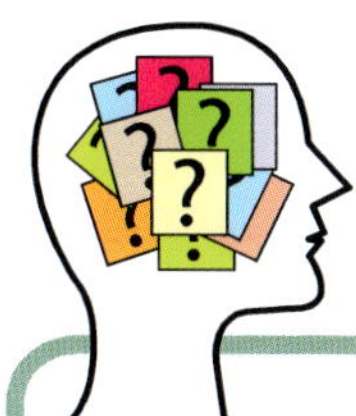

RECUERDA QUE

La trazabilidad del producto nos facilitará la detección de materiales defectuosos.

8. APERTURA DE EXPEDIENTE

Cuando una prótesis es devuelta al laboratorio por el cliente, se abrirá una **ficha de reclamación** donde se indicará si el motivo o causa de la devolución es por culpa del laboratorio o del cliente.

Si la culpa es del laboratorio deben quedar registradas en esta ficha todas las indicaciones de la prescripción médica, acciones correctoras, seguimiento y resultado obtenido.

En el caso de un producto no conforme, también se actuará de la misma manera.

RESUMEN

✓ En este capítulo hemos estudiado los **diferentes puestos de trabajo** que podemos encontrar en un laboratorio de prótesis dental y las funciones del personal. La inmensa mayoría de los laboratorios cuentan con un reducido número de empleados, pero aquí indicamos las **diferentes categorías** que podemos encontrar sin importar el tamaño del laboratorio.

✓ También hemos revisado los **principales materiales** que utilizaremos **para la fabricación de las prótesis**, así como las características y cualidades que deben tener para un buen funcionamiento de las mismas. Uniendo personal y sus funciones con los materiales y sus características podremos realizar unos **procedimientos normalizados de trabajo**, por lo que hemos expuesto diferentes pasos para la fabricación de los distintos tipos de prótesis y su posterior control de calidad.

✓ También hemos comentado la **actuación a seguir para la retirada de prótesis defectuosas**, así como la actuación para crear un expediente del producto.

GLOSARIO

Cera: material termoplástico que se utiliza para conformar las prótesis previamente antes de pasarlas al material definitivo.

Ficha de reclamación: documento donde se indica el motivo o causa de la devolución de una prótesis.

Materiales de revestimiento: son una mezcla de sílices, yesos y fosfatos que, con ayuda de un aglutinante, forman un material refractario capaz de resistir altas temperaturas sin degradarse.

Yeso: mineral en polvo banco. Se utiliza, mezclado con agua, para la fabricación de los moldes o modelos que deben ser una reproducción fiel y real de la boca del paciente.

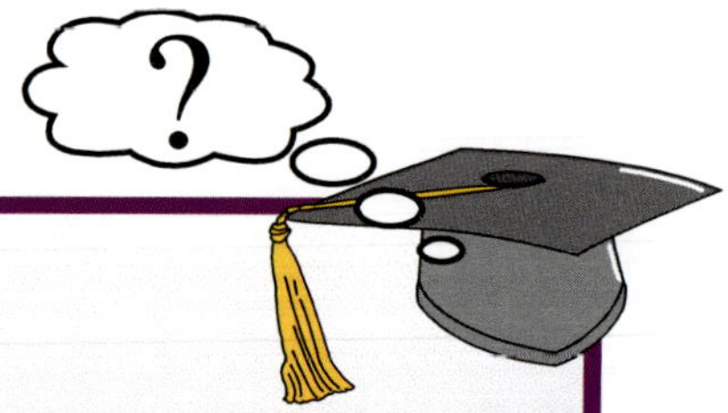

EJERCICIOS

E1. **Crea el organigrama para un laboratorio de seis personas y que realicen prótesis acrílica y prótesis fija solo en metal-cerámica.**

E2. **Realiza el protocolo del producto normalizado de un laboratorio que realice solamente prótesis acrílica y prótesis fija solo en metal-cerámica.**

E3. **Indica los materiales necesarios para realizar una completa superior en acrílico, indicando también la maquinaria que necesitamos desde la recepción de las impresiones hasta el envío a clínica de la prótesis.**

E4. **Diseñar en un modelo de escayola un removible metálico en el cual se incluyan, como mínimo, retenedores directos e indirectos.**

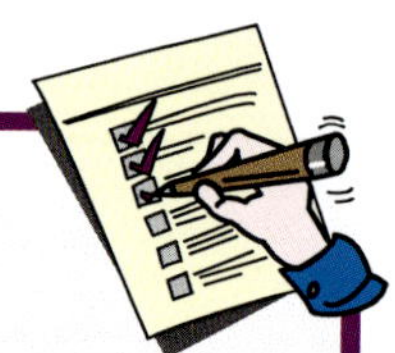

EVALÚATE TÚ MISMO

1. Según la ley, ¿cuál es el número mínimo de trabajadores en un laboratorio de prótesis?:

- ❑ a) 1.
- ❑ b) 5.
- ❑ c) 3.
- ❑ d) 10.

2. Los materiales con los que se fabrican las prótesis deberán ser:

- ❑ a) Cómodos.
- ❑ b) Ligeros.
- ❑ c) Inocuos.
- ❑ d) Bonitos.

3. Una de las características principales de las ceras que se utilizan para la "técnica de cera perdida" es:

- ❑ a) Su dureza.
- ❑ b) Su color.
- ❑ c) Al quemarse no deja residuos.
- ❑ d) Es maleable.

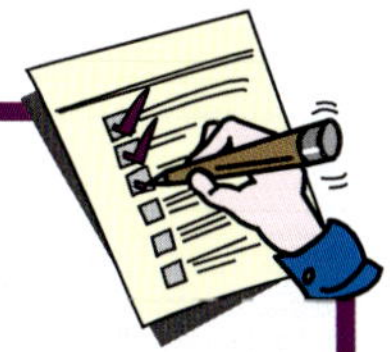

4. Los materiales que se utilizan para la fabricación de las prótesis acrílicas deben:

- ❑ a) Tener buena conductividad térmica.
- ❑ b) Ser muy elásticas.
- ❑ c) Ser muy duras.
- ❑ d) Ser irrompibles.

5. ¿Quién debe supervisar el cumplimiento de los procedimientos normalizados de trabajos?:

- ❑ a) El clínico.
- ❑ b) El protésico que fabrica la prótesis.
- ❑ c) El responsable técnico del laboratorio.
- ❑ d) La persona que empaqueta la prótesis.

6. ¿Cómo debe conseguir un laboratorio los procedimientos normalizados de trabajo?:

- ❑ a) Los compra en un depósito dental.
- ❑ b) Los pide prestados.
- ❑ c) Se crean personalizados para ese laboratorio.
- ❑ d) Se descargan de internet.

7. Si una prótesis es devuelta por el clínico por algún defecto en los materiales se deberá:

- ❑ a) Fabricar otra sin cargo.
- ❑ b) Se observará la trazabilidad del producto para saber dónde está la causa y se tomarán las medidas pertinentes.
- ❑ c) Se devolverá el dinero cobrado.
- ❑ d) Se sancionará al responsable.

8. Entre los materiales que intervienen en la fabricación, pero no acaban dentro de la cavidad bucal, tenemos:

- ❑ a) Los ataches.
- ❑ b) Los alambres.
- ❑ c) Los yesos.
- ❑ d) Las porcelanas.

9. En el caso de detectar un material defectuoso en el proceso de fabricación se deberá:

- ❑ a) Tomar otro producto y continuar.
- ❑ b) Se devolverá al fabricante para que lo sustituya.
- ❑ c) Se comunicará al fabricante con la indicación del número de lote para su retirada del mercado.
- ❑ d) Se aprovechará para prótesis menos importantes o más baratas.

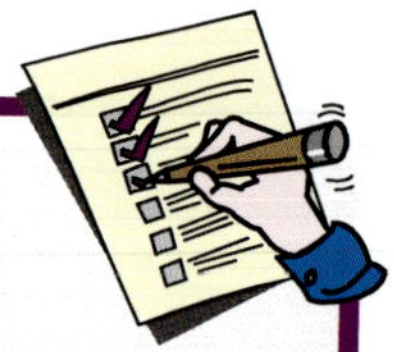

10. Cuando se reciben nuevos materiales se deben:

❑ a) Almacenar correctamente.
❑ b) Dar de alta en la aplicación informática.
❑ c) Cambiar por los antiguos.
❑ d) No abrirlos hasta que se necesiten.

11. Una da las características principales de las ceras para modelar son:

❑ a) Color estable.
❑ b) Que se fundan a baja temperatura.
❑ c) Fáciles de conformar.
❑ d) Una dureza alta.

12. La principal característica de un modelo maestro es:

❑ a) Su dureza.
❑ b) Su color.
❑ c) Que debe ser una reproducción fiel.
❑ d) Su estabilidad.

13. En las prótesis implanto-soportadas debemos:

❑ a) Cuidar su terminación.
❑ b) Anotar la marca del metal, número de lote así como de todos los aditamentos de los implantes.
❑ c) Realizar un ajuste bajo microscopio.
❑ d) Embalarlo bien para su envío a clínica.

14. Los óxidos metálicos que contienen las porcelanas:

❑ a) Se funden dentro del horno.
❑ b) Permanecen estables a la temperatura de cocción.
❑ c) Se licuan con el líquido de la porcelana.
❑ d) Se queman por el calor.

15. La expansión térmica del cilindro de colado se controla:

❑ a) Por la temperatura del horno.
❑ b) Por la mezcla del líquido y el polvo.
❑ c) No se puede controlar.
❑ d) Por la posición del cilindro dentro del horno.

16. En los procedimientos normalizados de trabajo debemos:

❑ a) Indicar los materiales.
❑ b) Indicar de forma clara los pasos de fabricación.
❑ c) Indicar el nombre del clínico que firma la prescripción.
❑ d) Indicar los tiempos de fabricación.

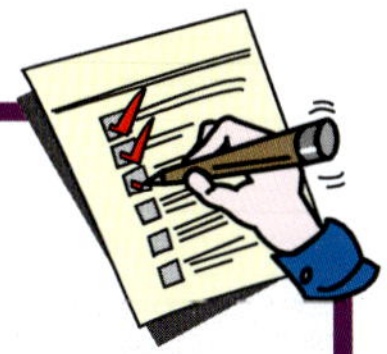

SOLUCIONES

EVALÚATE TÚ MISMO

http://www.aranformacion.es/_soluciones/index.asp?ID=13

G82-10-20